神農本草經通檢

中醫藥典籍通檢系列 1

段逸山　編著
梁國慶　協編

文興出版事業

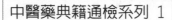

國家圖書館出版品預行編目資料

神農本草經通檢 / 段逸山編著；梁國慶協編.
-- 初版. -- 臺中市：文興出版，2006〔民95〕
面；　　公分. --
（中醫藥典籍通檢系列；1）
ISBN 957-29955-3-7（精裝）
1.神農本草經通檢 - 語詞索引
414.1021　　　　93016024

中醫藥典籍通檢系列 1

神農本草經通檢

(DT001)
作者：段逸山　協力編輯：梁國慶
出版者：文興出版事業有限公司
總公司：臺中市西屯區漢口路2段231號1樓
電話：(04)23160278　傳眞：(04)23124123
營業部：臺中市西屯區上安路9號2樓
電話：(04)24521807　傳眞：(04)24513175
E-mail：*79989887@lsc.net.tw*
發行人：黃世勳　發行顧問：洪心容
協力策劃：黃崇隆、黃宗瀚
責任校對：陳冠婷
執行監製：賀曉帆
封面設計：林士民
總經銷：紅螞蟻圖書有限公司
地址：臺北市內湖區舊宗路2段121巷28號4樓
電話：(02)27953656　傳眞：(02)27954100
初版：西元2006年4月
定價：新臺幣350元整
ISBN：957-29955-3-7

上海市重點學科建設項目(編號：T0305)資助
上海中醫藥大學段逸山名師傳承研究室

郵政劃撥
戶名：文興出版事業有限公司 帳號：22539747

作者簡介

段逸山，1940年7月16日出生於上海市，1965年7月畢業於復旦大學漢語言文學專業。現爲上海中醫藥大學教授、博士生導師，上海中醫藥大學名師，任該校圖書館館長，兼任《中醫藥文化》雜誌編委會主任、全國醫古文研究會主任委員、普通高等教育中醫藥類規劃教材編審委員會委員、全國高等教育自學考試指導委員會委員、上海中醫藥大學專家委員會委員。主要著作有《〈素問〉全元起本研究與輯復》、《中醫文言修辭》、《古醫籍詞義辨別法》、《實用醫古文》、《新編醫古文》等，並多次主編全國醫古文教材與醫古文教學參考叢書，主持撰寫《中醫古籍珍稀抄本精選》五十多種，發表論文百餘篇。曾獲上海市科學技術進步獎、上海市高校優秀教材一等獎、寶鋼教育基金優秀教師獎，並被載入英國劍橋大學世界名人傳記中心《世界名人錄》。

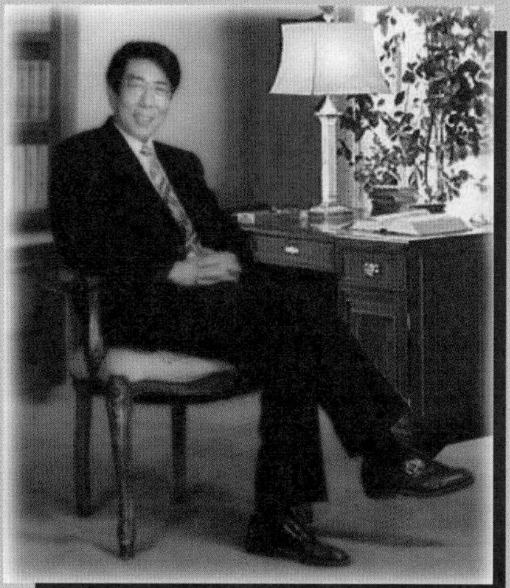

裘序

學習中醫藥學，必讀經典醫著。面對如山之醫藥寶籍，特別是重要醫典，亦內容繁富，殊難全面熟背常記。職此之由，以往諸多大學問家極其重視索引這一津梁之作，身體力行者不乏其人，如葉紹鈞著《十三經索引》，顧頡剛作《尚書通檢》，案頭笥間，學者常備。當代醫林也有幾部索引，但一則偏重於《內經》，再則多局於文句。《內經》而外，每每付諸闕如；文句而外，往往無從查檢。

今我校段逸山教授，冀習醫者疾足登臨彼岸，遂有志於築此醫藥津梁，於教學科研之餘，不辭嚴寒酷暑，勤爲纂輯，遂有《神農本草經》、《靈樞》、《素問》、《諸病源候論》、《難經》、《傷寒論》、《金匱要略》、《千金要方》、《千金翼方》、《本草綱目》、《外臺秘要》、《肘後救卒方》、《中藏經》、《脈經》、《名醫類案》、《續名醫類案》等十六種中醫藥典籍通檢陸續問世。

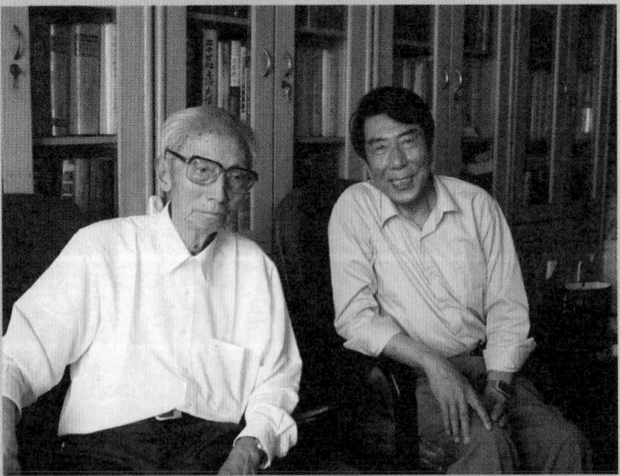

2004年5月26日作者(右)與裘老(左)合影於裘老之劍風書屋

這些通檢大作的特點有二：一者屬周遍性詞語索引，即把一部古籍中全部字詞編爲索引。某字某詞，於全書出現某次，每次出現於某處，展卷驥索，了然於目。二者集索引與原文於一書，而免學者查尋他書之勞。

通檢是一門專門的學問，因而編製通檢也是文獻整理研究中的一項重要內容。

逸山先生嫻熟文史，對醫籍鑽研尤勤，在國內具有很高威望。深信本套書出版，將爲學習、研究中醫藥學提供很大方便，爲發展中醫藥事業作出可喜的貢獻。

裘沛然

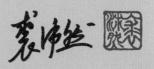

上海中醫藥大學及上海市中醫藥
研究院專家委員會主任、教授

2004年5月

林　序

中醫藥爲中華民族固有的傳統醫藥，不僅爲中華文化的瑰寶，亦是世界上最優秀的傳統醫學。三千年來，中醫藥照護人類的健康，淵遠流長；在中醫的歷史長河，匯集無數先哲的智慧及歷代醫家的臨床經驗，中國醫學累積的典籍著述，浩瀚如繁星，綻放出燦爛的光芒，彌足珍貴。

世界衛生組織（WHO）在2002年發表「2002年至2005年世界衛生組織傳統醫藥策略」，建請全球會員國將傳統醫學發展納入現有醫療政策，鼓勵各國加強傳統醫學基礎科學研究，提高世人對傳統醫學的認識，期能提供人類更佳的醫療照護，以突破現代醫學所面臨的醫療瓶頸。

中國醫學已逐漸成爲世界各國注目的焦點，歐美先進國家競相研究中國醫學，以科學的方法研究中醫藥。推動中醫現代化，促進中西醫學結合，將中醫藥推向世界舞台，爲海峽兩岸學者共同努力的目標，冀爲發揚中國醫學而奉獻心力。隨著世界各國對中國醫學的認同，未來的醫學潮流，將是傳統醫學與現代醫學結合的趨勢，昭庚有鑑於此，承台灣中西醫界專家學者多人協助，歷經九年，始編著完成《中西醫病名對照大辭典》計五大冊，爲中西醫界搭起一座溝通橋樑，使中西醫師有共通的語言，期中西醫學相互交流匯通，互取其利，不生排斥，共同創造人類健康。

惟要發揚光大中國醫學，更有賴於中醫典籍的研究整理方能竟其全功。中醫典籍汗牛充棟數以萬計，欲窺其堂奧，建立中醫古籍的索引已刻不容緩。欣聞中國上海名學者段逸山教授，正著手進行編輯「中醫藥典籍通檢系列」十六種，計有《神農本草經》、《靈樞》、《素問》、《諸病源候論》、《難經》、《傷寒論》、《金匱要略》、《千金要方》、《千金翼方》、《本草綱目》、《外臺秘要》、《肘後救卒方》、《中藏經》、《脈經》、《名醫類案》、《續名醫類案》等書通檢。

段逸山教授爲當代研究漢語言學專家，現擔任中國上海中醫藥大學博士生導師、圖書館館長及醫古文教研室主任，對中國醫學造詣深厚，著作等身，蜚聲國際，渠傑出成就榮登英國劍橋大學世界名人錄。

段教授著作「中醫藥典籍通檢系列」叢書，匯集中國醫學之精華，爲中醫學中最具代表性的學術經典，及歷代醫家推崇之重要典籍，爲學習及研究中醫必備的專書。「中醫藥典籍通檢系列」叢書在段教授精心擘劃下即將付梓問世，在浩瀚的中國醫學中注入活水。際本套叢書即將出版造福杏林之際，特綴數語，以表敬意。

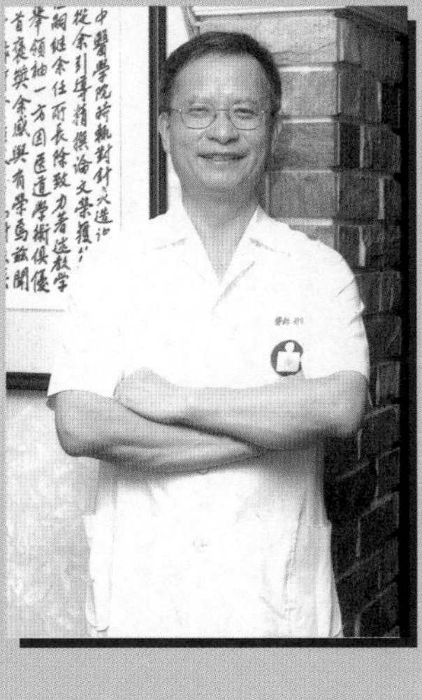

謹識

中國醫藥大學中國醫學研究所教授
中華民國中醫師公會全國聯合會理事長
2004.7

黃　序

我的恩師段逸山教授是位勤奮好學的謙謙君子，連續擔任全國中醫藥類規劃教材《醫古文》三屆主編，撰有《〈素問〉全元起本研究與輯復》、《中醫文言修辭》、《古醫籍詞義辨別法》等專著，並主持編寫《中醫古籍珍稀抄本精選》五十餘種。能受教於他，是我求學過程中的福報，也是我頗爲珍惜的。

1995年，我以取經的心來到申城學習中醫，當我不得其門而入的時刻，有幸修習了段老的“醫古文通論”，使我領略了中醫文字特有的內蘊，並使我茅塞頓開。日後段老不吝的教導，更猶如醍醐灌頂，爲我打開明亮的天窗。醫海浩瀚，老醫師依據古籍所載，結合臨床實踐，積累諸多寶貴經驗。而吾輩欲學習岐黃文訓，卻往往不知其文在何書，訓藏何篇，使得繼承和提昇緩慢。前哲時賢雖有少量中醫藥古籍索引類著作，但多屬句子索引，而作爲中醫藥古籍周遍性詞語索引的首創者，除段老，實不作第二人想。

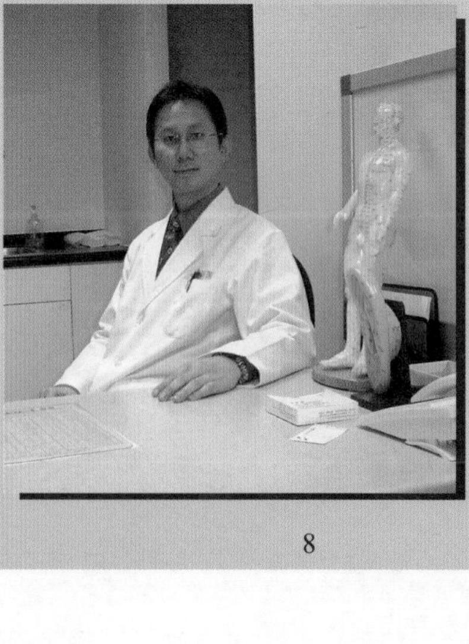

這套通檢的編著是段老積其數十年研究所成，所謂千年暗室，一燈而明，中醫後學以此爲津渡，容可暢達岐黃文訓之彼岸。因段老淡泊豁達的學術執著，以及文興出版事業有限公司不顧市場現實的協助，促成了本書的付梓，實爲中醫之幸。本書的出版，個人角色如浮羽之輕，我僅以仰望彌高之心，來感謝恩師；並以歡喜心，期盼未來與廣大中醫同儕，共同領受此書的大利益。

黃宇灝 謹上

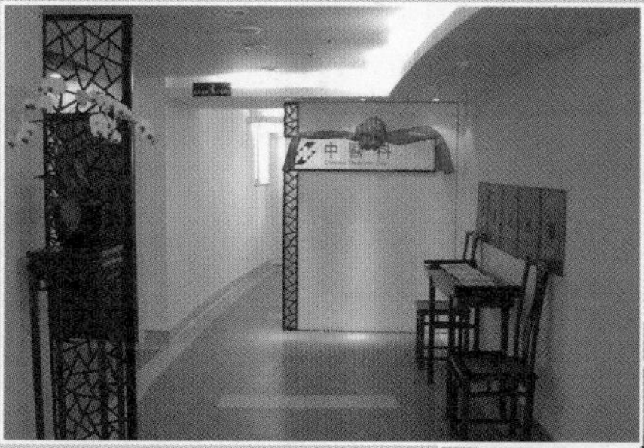

上海辰新醫院一隅

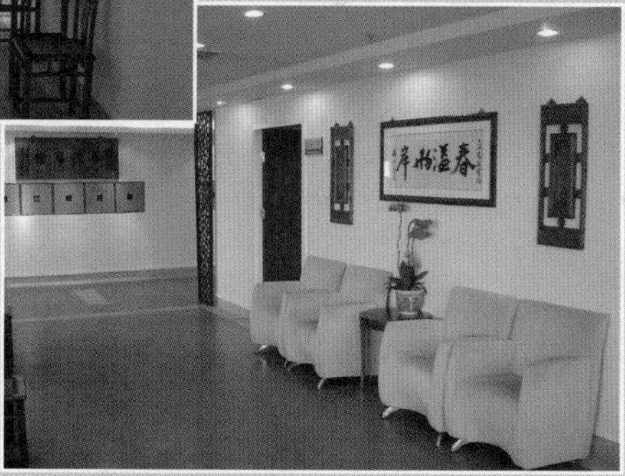

上海中醫藥大學醫學士
上海中醫藥大學中醫婦科碩士
上海中醫藥大學博士班
上海辰新醫院中醫科辦公室副主任

2006.3

目 次

前　言

通檢亦即索引，也稱引得，爲英文index的譯音借詞。通檢是一門專門的學問，可給讀者查閱古書中的文句詞語帶來極大的方便，因而編製通檢也是文獻整理研究中的一項重要內容。

通檢之作發軔於先秦、前漢。《易》之《序卦傳》，即六十四卦之索引。司馬遷作《史記》昉於此，於《太史公自序》後半部分，羅列全書一百三十篇的寫作意圖、篇名與序列，以當索引；班固作《漢書》復仿於此，而有《敘傳》之作（說見清代著名版本目錄學家盧文弨《鐘山劄記》卷四)。我國現存最早的比較規範化的索引，當數刊行於萬曆三年（1575）張士佩的《洪武正韻玉鍵》。是書系《洪武正韻》各個字目的分類索引。嗣後，明末著名學者、醫學家傅山於崇禎十五年（1642）撰著《兩漢書姓名韻》，爲最早的專書姓名索引。清代編製通檢之風尤爲盛行。著名的有汪輝祖《史姓韻編》六十四卷，收錄《史記》至《明史》二十四史中的人名，系群史人名索引。與醫藥相關的有1652年蔡烈先《本草萬方針線》八卷，是李時珍《本草綱目》的方劑索引。該書採用病綱方目的索引方法，治療某病，用何方劑，注明方劑出於某卷某處。

二十世紀以來，古籍索引的編製工作更得到諸多學者的重視。1923年胡適先生在北京大學《國學季刊》發表《發刊宣言》，當講到資料整理利用時指出："若想學問進步，增加速度，我們須想出法子來解放學者的精力，使他們的精力用在最經濟的方面。"認爲對材料進行"索引式的整理"，是解放學者精力的有效措施，因而他主張“把一切大部的書或不容易檢查的書，一概編成索引，使人人能用古書”。1925年史學家何炳松在《史地學報》三卷八期《擬編中國舊籍索引例議》中說：“吾國舊日之碩學通儒，號稱‘腹笥’。聰明者一目十行，資鈍者再三環誦。畢生盡力，所得幾何？而在不學者觀之，已如天上神仙，不可企及。實則所謂腹笥，即今無形之索引。所異者，一書紙上，一記腦中耳。今若將吾國載籍，編成索引，則凡百學子，皆可予取予求，有裨探尋，豈止事半功倍？”

二十世紀三四十年代，燕京大學設立哈佛燕京學社引得編纂處，編製中國古籍引得六十餘種，被讚譽爲“學林之宏舉，不朽之盛業”。1934年，著名學者、作家葉聖陶先生名聞遐邇的《十三經索引》問世。葉先生利用工餘時間主持，由五位親友輔佐，採用手寫筆抄、漿糊剪刀的“家庭手工業”方式，“寒夜一燈，指僵若失，夏炎罷扇，汗溼衣衫”，在一二年內完成此二百餘萬字的洋洋大作。歷史學家顧頡剛先生也主編過一部《尚書通檢》。1986年上海古籍出版社曾出版《論語引得》、《孟子引得》、《莊子引得》等。1994年中華書局出版《論衡索引》，十六開本近一千六百頁。武漢大學、北京大學所著《目錄學概論》指出：“這些語詞索引的編輯與出版，改變了古籍研究工作者抱甕而汲的狀況，編者一勞而用者永逸，加速了研究工作的進展與普及。”誠如斯言，上述通檢著作，尤其是葉聖陶先生的《十三經索引》，至今仍是研治古代文史者案頭必備的工具書。

中醫經典著作也有編製索引的，但爲數寥寥。包括公開出版與內部印行的，目前僅有郭靄春等的《黃帝內經索引》、宗全和主編的《黃帝內經文句索引》、任應秋的《黃帝內經章句索引》、顧植山等的《中醫經典索引》（收錄《素問》、《靈樞》、《難經》、《傷寒論》、《金匱要略》五書）等數部。這幾部索引多集中於《內經》，並且除了《中醫經典索引》含有部分詞語索引外，其餘皆屬於句子索引，即以句子立目，依據句首字，把一部或若干部古籍中所有句子編爲索引。

鑒於索引著作乃學問家的必備工具，且乏人對中醫藥經典古籍建築此類津梁，而周遍性的詞語索引更是付諸闕如，筆者遂立編製之志，振操觚之勇，得學生協助，獲友人扶掖，而有中醫藥典籍系列通檢問世。

《神農本草經》三卷，託名神農著，約成書於東漢。原書已佚，其內容散見於《新修本草》、《證類本草》、《太平御覽》等書中，後人據以輯復。該書是最早的本草學專著，總結了東漢以前中草藥的研究成果，奠定了中藥藥性的理論基礎，具有重要的科學價值和深遠的歷史影響。全書載藥三百六十五種，分爲上、中、下三品。上品一百二十種，“無毒”，功用爲“輕身益氣，不老延年”；中品一百二十種，“無毒有毒”，功用爲“遏病補虛羸”；下品一百二十五種，“多毒”，功用爲“除寒熱邪氣，破積聚愈疾”。該書闡述各種藥物的性味、主治、功效、別名等，涉及內、外、傷、婦、兒、眼、耳、咽喉等科一百七十多種病證。

中醫藥典籍系列通檢，吸取前人長處，並作必要改進。採取周遍性詞語索引的編製方法，把一部古籍中所有詞語全都編爲索引。將全書所有單句依次排列序號，按照詞語設立條目，每一條目後列出該條目在全書出現的次數與所在句序。依據筆劃筆順檢字表，即可查檢此條目所在索引部分的頁數；依據條目後所列每一句序，便能在原文部分逐一檢得。篇幅既可大大節省，檢索又屬簡易便捷。

編製周遍性詞語索引最主要困難是詞語的確定。例如《神農本草經》有“酸消”、“酸慚”、“酸痓”、“酸疼”語。這四組分別是一個詞，還是兩個字，就須認眞進行一番鑒別。其實它們都是意義近同的雙音詞。“酸消”即“酸削”，“酸慚”即“酸嘶”。《周禮・天官・疾醫》：“春時有痟首疾。”東漢鄭玄注：“痟，酸削也。首疾，頭痛也。”唐代賈公彥疏：“人患頭痛，則有酸嘶而痛。酸削，則酸嘶之云。”“酸削”、“酸嘶”並意爲酸痛之極。“消”爲心紐宵韻，“削”屬心紐藥韻。紐既相同，韻則對轉，例得假借。《金匱要略・血痹虛勞病脈證治》：“勞之爲病，其脈浮大，手足煩。春夏劇，秋冬瘥。陰寒精自出，酸削不能行。”也有“酸削”語。“酸削”又作“酸屑”。唐・陸龜蒙《寒泉子對秦惠王》：“悽痛之聲，入金石，出絃匏，聞之者悄慼酸屑，泣不自禁。”“慚”、“嘶”皆從“斯”得聲，同爲心紐支韻，與“消”同紐旁轉。三國魏・曹植《釋愁文》：“臨餐困於哽咽，煩冤毒於酸嘶。”至於“酸痓”即是“酸疼”義。《說文・疒部》：“痓，動病也。”段玉裁注：“痓即疼字。”據此，本通檢即以“酸消”、

"酸𪾢"、"酸疶"、"酸疼"立目。

此類包羅無遺的、最細密的索引編製方法，其功用主要是通過對中醫古籍中的語言材料進行科學化的整理和研究，詳盡展示所有字詞的使用頻率、出處以及在句子中的表現，便於把握中醫藥名詞術語的不同稱謂及其使用情況，有利於發掘文獻寶藏，提煉學術思想。在詞典（包括中醫藥詞典）編纂工作中，這對於詞目的確定、詞義的辨析、書證的選擇，都具有極其顯著的功效。例如《神農本草經》的主要內容是論述藥物，以"石"字而言，即可迅捷查得下述信息：除單獨出現8次外，另以"石"爲詞頭的詞語有"石灰"、"石肝"、"石長生"、"石南"、"石韋"、"石珠"、"石流黄"、"石𡿺"、"石斛"、"石淋"、"石飴"、"石膏"、"石蜜"、"石癃"、"石龍子"、"石龍芮"、"石龍芻"、"石膽"、"石鐘乳"、"石鯪"、"石韉"、"石蠶"等22條，不以"石"爲詞頭的詞語計有"元石"、"五石脂"、"方石"、"白水石"、"白石"、"白石英"、"立制石"、"青分石"、"長石"、"固羊石"、"畢石"、"消石"、"涅石"、"理石"、"黄食石"、"紫石英"、"陽起石"、"絡石"、"慈石"、"滑石"、"薑石"、"凝水石"、"礴石"、"礜石"等24條。所有這些詞語在原文中出現的次數均可一目了然。這對於考察中醫藥名詞術語在一部古籍的使用頻率與在多部古籍中的演變情況不無裨益。

每部通檢集原文與索引爲一冊，可供中醫教學、臨床、科研以及語言文字工作者查檢參考。

本套通檢的編著與出版得到多位朋友的關心支持。全國著名中醫學家、上海中醫藥大學專家委員會主任裘沛然教授與臺灣著名中醫學家、中國醫藥大學教授林昭庚博士撥冗作序，上海中醫藥大學王慶其教授題寫書名，通檢因之色增輝添。梁國慶先生根據筆者的思路與要求，精心設計電腦編排程序，爲通檢的編著順利地鋪平道路。黃宗瀚、黃崇隆先生滬臺兩地往來奔走，爲通檢的出版發揮徑捷直達的橋樑作用。相成之德，寤寐存心。

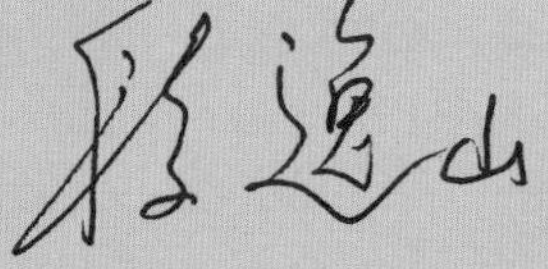

2006.1

凡　例

一、原文

1. 據孫星衍、孫馮翼清代嘉慶刊本，参校馬繼興主編《神農本草經輯註》（人民衛生出版社 1995 年 12 月版）、日本森立之《本草經考注》（學苑出版社 2002 年版）。

2. 逐經分段排列。

3. 以單句（即誦讀時的停頓處）為準，在單句前標明句序，從書首直至書末。

4. 《神農本艸經》全書共有單句 3681。

5. 單獨編排頁碼。

二、條目

1. 《神農本艸經》一書出現的全部詞語均各為條目。

2. 設立條目的最小單位是詞（包括單音節詞、

多音節詞）與固定詞組。成詞者方可立目，不成詞的單字不單獨立目，只作為被引見的字頭處理。

3. 每一條目後，首列該條目出現的次數，次列該條目所在全部句序。例如：

水(40)：61，105，582，681，690，786，923，1050，1454，1637，1765，1766，1960，2060，2136，2150，2185，2214，2289，2316，2321，2765，2784，3043，3085，3100，3130，3170，3174，3195，3212，3235，3260，3348，3351，3375，3394，3536，3663，3664

孔公孽(2)：1802，1974

即表示在《神農本艸經》中，“水”共出現四十次，所在句序為 61，105，582，681……，“孔公孽”共出現兩次，所在句序為 1802，1974。

4. 凡未曾單獨使用，而只是使用於詞語中的第二字及其以下的字，則不作為條目，一律外加[ ]，其後不標示出現的次數與所在句序，而注明見“××”。轉檢“××”，即可知其出現的次數與所在句序。例如：

[乙]（見“太乙餘糧”）

即表示在《神農本艸經》中，“乙”未曾單獨使用過，只是使用於“太乙餘糧”中。轉檢“太乙餘糧”，可知出現於句序 141，404 兩處。

5. 凡已經單獨使用，又使用於詞語的第二字及其以下的字，則在單獨出現的次數與所在句序後，注明“另見‘××’”，其後不標示出現的次數與所在句序。轉檢“××”，即可知其出現的次數與所在句序。例如：

丸(2)：59，2582（另見“須丸”、“雷丸”）

即表示在《神農本艸經》中，“丸”單獨使用於句序 59，2582 兩處，又使用於“須丸”、“雷丸”中。轉檢“須丸”，可知出現於句序 2958 一處，轉檢“雷丸”，可知出現於句序 2885、3407 兩處。

6.《神農本艸經》全書共有條目 1520。

三、索引

1.按首字筆劃、筆順排列。筆劃少的在前，筆劃多的在後；同筆劃的按起筆筆順横（一）、豎

（丨）、撇（丿）、點（丶）、折（乛）排列；起筆筆順相同，則按次筆筆順排列，依次類推。

2. 首字相同，則按次字筆劃、筆順排列。

3. 十八畫及以上，不計筆劃，統一按起筆筆順排列。

4. 單獨編排頁碼。

四、檢目表

鑒於索引部分所佔頁數較多，為便於讀者查檢，特設立檢目表，依據條目首字的筆劃、筆順，即可查檢該條目所在索引部分的頁數。

原文目錄

原　文

1序

2上藥一百二十種，3爲君，4主養命以應天。5無毒，6多服、久服不傷人。7欲輕身益氣，8不老延年者，9本上經。10中藥一百二十種爲臣，11主養性以應人。12無毒有毒，13斟酌其宜。14欲遏病補虛羸者，15本中經。16下藥一百二十五種爲佐使，17主治病以應地。18多毒，19不可久服。20欲除寒熱邪氣，21破積聚，22愈疾者，23本下經。24三品合三百六十五種，25法三百六十五度，26一度應一日，27以成一歲。

28藥有君臣佐使，29以相宣攝。30合和宜用一君、二臣、三佐、五使，31又可一君、三臣、九佐使也。

32藥有陰陽配合，33子母兄弟；34根莖花實，35草石骨肉。36有單行者，37有相須者，38有相使者，39有相畏者，40有相惡者，41有相反者，42有相殺者，43凡此七情，44合和時視之。45相須相使者良，46勿用相惡相反者。47若有毒宜制，48可用相畏相殺者，49不爾，50勿合用也。

51藥有酸鹹甘苦辛五味，52又有寒熱溫涼四氣，53及有毒無毒。54陰乾暴乾，55采造時月生熟，56土地所出，57真僞陳新，58並各有法。

59 藥性有宜丸者，60 宜散者，61 宜水煮者，62 宜
酒漬者，63 宜膏煎者，64 亦有一物兼宜者。65 亦有
不可入湯酒者。66 並隨藥性，67 不得違越。

68 欲療病，69 先察其原，70 先候病機。71 五臧未
虛，72 六府未竭，73 血脈未亂，74 精神未散，75 服藥
必活。76 若病已成，77 可得半愈。78 病勢已過，79
命將難全。

80 若用毒藥療病，81 先起如黍粟，82 病去即止。
83 不去倍之，84 不去十之，85 取去爲度。

86 療寒以熱藥，87 療熱以寒藥，88 飲食不消以吐
下藥，89 鬼注蠱毒以毒藥。90 癰腫創瘤以創藥，91
風溼以風溼藥，92 各隨其所宜。

93 病在胸膈以上者，94 先食後服藥；95 病在心腹
以下者，96 先服藥而後食。97 病在四肢血脈者，98
宜空腹而在旦；99 病在骨髓者，100 宜飽滿而在夜。

101 夫大病之主，102 有中風傷寒，103 寒熱溫瘧，
104 中惡霍亂，105 大腹水腫，106 腸澼下利，107 大小
便不通，108 賁肫上氣，109 欬逆嘔吐，110 黃疸消渴，
111 留飲癖食，112 堅積癥瘕，113 驚邪瘨癇鬼注，114
喉痺齒痛，115 耳聾目盲，116 金創踒折，117 癰腫惡
創，118 痔瘻癭瘤，119 男子五勞七傷，120 虛乏羸瘦，
121 女子帶下崩中，122 血閉陰蝕，123 蟲蛇蠱毒所傷，
124 此大畧宗兆。125 其閒變動枝葉，126 各宜依端緒
以取之。

127 卷第一

128 上經

129 丹沙，130 雲母，131 玉泉，132 石鐘乳，133 涅石，134 消石，135 朴消，136 滑石，137 石膽，138 空青，139 曾青，140 禹餘糧，141 太乙餘糧，142 白石英，143 紫石英，144 五色石脂，145 白青、扁青，146 昌蒲，147 鞠華，148 人參，149 天門冬，150 甘艸，151 乾地黃，152 朮，153 兔絲子，154 牛厀，155 充蔚子，156 女萎，157 防葵，158 茈胡，159 麥門冬，160 獨活，161 車前子，162 木香，163 署豫，164 薏苡仁，165 澤瀉，166 遠志，167 龍膽，168 細辛，169 石斛，170 巴戟天，171 白英，172 白蒿，173 赤箭，174 奄閭子，175 析蓂子，176 蓍實，177 赤、黑、青、白、黃、紫芝，178 卷柏，179 藍實，180 芎藭，181 蘼蕪，182 黃連，183 絡石，184 蒺藜子，185 黃耆，186 肉松容，187 防風，188 蒲黃，189 香蒲，190 續斷，191 漏蘆，192 營實，193 天名精，194 決明子，195 丹參，196 茜根，197 飛廉，198 五味子，199 旋華，200 蘭艸，201 蛇牀子，202 地膚子，203 景天，204 因陳，205 杜若，206 沙參，207 白兔藿，208 徐長卿，209 石龍芻，210 薇銜，211 雲實，212 王不留行，213 升麻，214 青蘘，215 姑活，216 別羈，217 屈草，218 淮木，219 牡桂，220 菌桂，221 松脂，222 槐實，223 枸杞，224 柏實，225 伏

苓，226 榆皮，227 酸棗，228 檗木，229 乾漆，230 五加皮，231 蔓荊實，232 辛夷，233 桑上寄生，234 杜仲，235 女貞實，236 木蘭，237 蕤核，238 橘柚，239 髮髲，240 龍骨，241 麝香，242 牛黃，243 熊脂，244 白膠，245 阿膠，246 丹雄雞，247 鴈肪，248 石蜜，249 蜂子，250 蜜臘，251 牡蠣，252 龜甲，253 桑螵蛸，254 海蛤，255 文蛤，256 蠡魚，257 鯉魚膽，258 藕實莖，259 大棗，260 葡萄，261 蓬藟，262 雞頭實，263 胡麻，264 麻蕡，265 冬葵子，266 莧實，267 瓜蒂，268 瓜子，269 苦菜。

270 丹沙，271 味甘微寒。272 主身體五藏百病，273 養精神，274 安魂魄，275 益氣，276 明目，277 殺精魅邪惡鬼。278 久服，279 通神明不老。280 能化爲汞。281 生山谷。

282 雲母，283 味甘平。284 主身皮死肌、中風寒熱、如在車船上，285 除邪氣，286 安五藏，287 益子精，288 明目。289 久服，290 輕身延年。291 一名雲珠，292 一名雲華，293 一名雲英，294 一名雲液，295 一名雲沙，296 一名磷石。297 生山谷。

298 玉泉，299 味甘平。300 主五藏百病，301 柔筋強骨，302 安魂魄，303 長肌肉，304 益氣。305 久服，306 耐寒暑，307 不飢渴，308 不老神僊。309 人臨死服五斤，310 死三年色不變。311 一名玉札。312 生山谷。

313 石鐘乳，314 味甘溫。315 主欬逆上氣，316 明目益精，317 安五藏，318 通百節，319 利九竅，320 下乳汁。321 生山谷。

322 涅石，323 味酸寒。324 主寒熱、洩利、白沃陰蝕、惡創、目痛，325 堅筋骨齒。326 鍊餌服之，327 輕身不老，328 增年。329 一名羽碮。330 生山谷。

331 消石，332 味苦寒。333 主五藏積熱、胃張閉，334 滌去蓄結飲食，335 推陳致新，336 除邪氣。337 鍊之如膏，338 久服，339 輕身。340 生山谷。

341 朴消，342 味苦寒。343 主百病，344 除寒熱邪氣，345 逐六府積聚、結固、留癖，346 能化七十二種石。347 鍊餌服之，348 輕身神僊。349 生山谷。

350 滑石，351 味甘寒。352 主身熱泄澼、女子乳難、癃閉。353 利小便，354 蕩胃中積聚、寒熱，355 益精氣。356 久服，357 輕身，358 耐飢，359 長年。360 生山谷。

361 石膽，362 味酸寒。363 主明目、目痛、金創、諸癇痙、女子陰蝕痛、石淋、寒熱、崩中下血、諸邪毒氣，364 令人有子。365 鍊餌服之，366 不老，367 久服，368 增壽神僊。369 能化鐵爲銅，370 成金銀。371 一名畢石。372 生山谷。

373 空青，374 味甘寒。375 主青盲、耳聾。376 明目，377 利九竅，378 通血脈，379 養精神。380 久服，381 輕身，382 延年不老。383 能化銅、鐵、鈆、錫作金。384 生山谷。385 曾青，386 味酸小寒。387 主目痛，388 止淚，389 出風痹，390 利關節，391 通九竅，392 破癥堅積聚。393 久服，394 輕身不老。395 能化金、銅。396 生山谷。

397 禹餘糧，398 味甘寒。399 主欬逆寒熱、煩滿、下痢赤白、血閉、癥瘕、大熱。400 鍊餌服之，401 不飢，402 輕身延年。403 生池澤及山島中。

404 太乙餘糧，405 味甘平，406 主欬逆上氣、癥瘕、血閉、漏下、餘邪氣。407 久服，408 耐寒暑，409 不飢，410 輕身，411 飛行千里，412 神僊。413 一名石堖。414 生山谷。

415 白石英，416 味甘微溫。417 主消渴、陰痿、不足、欬逆、胸鬲閒久寒，418 益氣，419 除風溼痹。420 久服，421 輕身長年。422 生山谷。

423 紫石英，424 味甘溫。425 主心腹欬逆、邪氣，426 補不足，427 女子風寒在子宮，428 絕孕十年無子。429 久服，430 溫中，431 輕身延年。432 生山谷。

433 青石、赤石、黃石、白石、黑石脂等，434 味甘平。435 主黃疸、洩利、腸澼膿血、陰蝕、下血赤白、邪氣、癰腫、疽痔、惡創、頭瘍、疥搔。436 久服，437 補髓益氣，438 肥健，439 不飢，440 輕身延年。441 五石脂，442 各隨五色補五藏。443 生山谷中。

444 白青，445 味甘平。446 主明目，447 利九竅，448 耳聾，449 心下邪氣，450 令人吐，451 殺諸毒、三蟲。452 久服，453 通神明，454 輕身，455 延年不老。456 生山谷。

457 扁青，458 味甘平。459 主目痛，460 明目，461
折跌，462 癰腫，463 金創不瘳，464 破積聚，465 解毒
氣，466 利精神。467 久服，468 輕身不老。469 生山谷。

470 昌蒲，471 味辛溫。472 主風寒溼痹，473 欬逆上
氣，474 開心孔，475 補五藏，476 通九竅，477 明耳目，
478 出聲音。479 久服，480 輕身，481 不忘不迷或延年。
482 一名昌陽。483 生池澤。

484 鞠華，485 味苦平。486 主風、頭眩腫痛、目欲
脫、淚出、皮膚死肌、惡風溼痹。487 久服，488 利血
氣，489 輕身，490 耐老延年。491 一名節華。492 生川
澤及田野。

493 人參，494 味甘微寒。495 主補五藏，496 安精神，
497 定魂魄，498 止驚悸，499 除邪氣，500 明目，501 開
心益智。502 久服，503 輕身延年。504 一名人銜，505
一名鬼蓋。506 生山谷。

507 天門冬，508 味苦平。509 主諸暴風溼偏痹，510
強骨髓，511 殺三蟲，512 去伏尸。513 久服，514 輕身
益氣，515 延年。516 一名顛勒。517 生山谷。

518 甘艸，519 味甘平。520 主五藏六府寒熱邪氣，
521 堅筋骨，522 長肌肉，523 倍力，524 金創尰，525 解
毒。526 久服，527 輕身延年。528 生川谷。

529 乾地黃，530 味甘寒。531 主折跌絕筋、傷中，
532 逐血痹，533 填骨髓，534 長肌肉，535 作湯，536 除
寒熱積聚，537 除痹，538 生者尤良。539 久服，540 輕

身不老。541 一名地髓。542 生川澤。

543 朮，544 味苦溫。545 主風寒溼痹死肌、痓疸，546 止汗，547 除熱，548 消食，549 作煎餌。550 久服，551 輕身延年，552 不飢。553 一名山薊。554 生山谷。

555 兔絲子，556 味辛平。557 主續絕傷，558 補不足，559 益氣力，560 肥健。561 汁，562 去面皯。563 久服，564 明目，565 輕身延年。566 一名兔蘆，567 生川澤。

568 牛膝，569 味苦酸。570 主寒溼痿痹、四肢拘攣、膝痛不可屈伸，571 逐血氣，572 傷熱火爛，573 墮胎。574 久服，575 輕身耐老。576 一名百倍。577 生川谷。

578 充蔚子，579 味辛微溫。580 主明目，581 益精，582 除水氣。583 久服，584 輕身。585 莖，586 主癮疹痒，587 可作浴湯。588 一名益母，589 一名益明，590 一名大札。591 生池澤。

592 女萎，593 味甘平。594 主中風暴熱、不能動搖、跌筋結肉、諸不足。595 久服，596 去面黑皯，597 好顏色，598 潤澤，599 輕身不老。600 生山谷。

601 防葵，602 味辛寒。603 主疝瘕、腸洩、膀光熱結、溺不下，604 欬逆、溫瘧、癲癇、驚邪、狂走。605 久服，606 堅骨髓，607 益氣輕身。608 一名梨蓋。609 生川谷。

610 茈胡，611 味苦平。612 主心腹，613 去腸胃中結氣、飲食積聚、寒熱邪氣，614 推陳致新。615 久服，616 輕身，617 明目，618 益精。619 一名地熏。

620 麥門冬，621 味甘平。622 主心腹結氣、傷中傷
飽、胃絡脈絕、羸瘦、短氣。623 久服，624 輕身，625
不老，626 不飢。627 生川谷及堤阪。

628 獨活，629 味苦平。630 主風寒所擊、金瘡止痛、
賁豚、癇痓、女子疝瘕。631 久服，632 輕身耐老。633
一名羌活，634 一名羌青，635 一名護羌使者。636 生
川谷。

637 車前子，638 味甘寒，639 無毒。640 主氣癃，641
止痛，642 利水道小便，643 除溼痹。644 久服，645 輕
身耐老。646 一名當道。647 生平澤。

648 木香，649 味辛。650 主邪氣，651 辟毒疫溫鬼，
652 強志，653 主淋露。654 久服，655 不夢寤魘寐。656
生山谷。

657 署豫，658 味甘溫。659 主傷中，660 補虛羸，661
除寒熱邪氣，662 補中益氣力，663 長肌肉。664 久服，
665 耳目聰明，666 輕身不飢，667 延年。668 一名山芋，
669 生山谷。

670 薏苡仁，671 味甘微寒。672 主筋急拘攣不可屈
伸、風溼痹，673 下氣。674 久服，675 輕身益氣。676
其根下三蟲，677 一名解蠡。678 生平澤及田野。

679 澤瀉，680 味甘寒。681 主風寒溼痹、乳難消水，
682 養五藏，683 益氣力，684 肥健。685 久服，686 耳目
聰明，687 不飢，688 延年輕身，689 面生光，690 能行
水上。691 一名水瀉，692 一名芒芋，693 一名鵠瀉。694

生池澤。

695 遠志，696 味苦溫。697 主欬逆、傷中，698 補不足，699 除邪氣，700 利九竅，701 益智慧，702 耳目聰明，703 不忘，704 強志倍力。705 久服，706 輕身不老。707 葉名小艸，708 一名棘菀，709 一名葽繞，710 一名細草。711 生川谷。

712 龍膽，713 味苦澀。714 主骨閒寒熱、驚癇，715 邪氣續絕傷，716 定五藏，717 殺蠱毒。718 久服，719 益智不忘，720 輕身耐老。721 一名陵游。722 生山谷。

723 細辛，724 味辛溫。725 主欬逆、頭痛、㛐動、百節拘攣、風溼痹痛、死肌。726 久服，727 明目，728 利九竅，729 輕身長年。730 一名小辛。731 生山谷。

732 石斛，733 味甘平。734 主傷中，735 除痹，736 下氣，737 補五藏虛勞、羸瘦，738 強陰。739 久服，740 厚腸胃，741 輕身延年。742 一名林蘭，743 生山谷。

744 巴戟天，745 味辛微溫。746 主大風邪氣、陰痿不起，747 強筋骨，748 安五藏，749 補中，750 增志，751 益氣。752 生山谷。

753 白英，754 味甘寒。755 主寒熱、八疸、消渴，756 補中益氣。757 久服，758 輕身延年。759 一名穀菜。760 生山谷。

761 白蒿，762 味甘平。763 主五藏邪氣、風寒溼痹，764 補中益氣，765 長毛髮，766 令黑，767 療心縣、少食、常飢。768 久服，769 輕身，770 耳目聰明，771 不老。772 生川澤。

773 赤箭，774 味辛溫。775 主殺鬼精物、蠱毒惡氣。776 久服，777 益氣力，778 長陰，779 肥健，780 輕身增年。781 一名離母，782 一名鬼督郵。783 生川谷。

784 奄閭子，785 味苦微寒。786 主五藏瘀血、腹中水氣、臚張留熱、風寒溼痹、身體諸痛。787 久服，788 輕身延年不老。789 生川谷。

790 析蓂子，791 味辛微濕。792 主明目、目痛淚出，793 除痹，794 補五藏，795 益精光。796 久服，797 輕身不老。798 一名蔑析，799 一名大蕺，800 一名馬辛。801 生川澤及道旁。

802 蓍實，803 味苦平。804 主益氣，805 充肌膚，806 明目，807 聰慧先知。808 久服，809 不飢不老，810 輕身。811 生山谷。

812 赤芝，813 味苦平。814 主胸中結，815 益心氣，816 補中，817 增慧智，818 不忘。819 久食，820 輕身不老，821 延年神僊。822 一名丹芝。823 黑芝，824 味鹹平。825 主癃，826 利水道，827 益腎氣，828 通九竅，829 聰察。830 久食，831 輕身不老，832 延年神僊。833 一名元芝。834 青芝，835 味酸平。836 主明目，837 補肝氣，838 安精魂，839 仁恕。840 久食，841 輕身不老，842 延年神僊。843 一名龍芝。844 白芝，845 味辛平。846 主欬逆上氣，847 益肺氣，848 通利口鼻，849 強志意，850 勇悍，851 安魄。852 久食，853 輕身不老，854 延年神僊。855 一名玉芝。856 黃芝，857 味甘平。858 主心腹五邪，859 益脾氣，860 安神，861 忠信和樂。862 久食，863 輕身不老，864 延年神僊。865 一名金芝。866 紫芝，867 味甘溫。868 主耳聾，869 利關節，870 保神，871 益精氣，872 堅筋骨，873 好顏色。874 久服，875 輕身不老延年。876 一名木芝。877 生山谷。

878 卷柏，879 味辛溫。880 生山谷。881 主五藏邪氣、女子陰中寒熱痛、癥瘕、血閉、絕子。882 久服，883 輕身，884 和顏色。885 一名萬歲。886 生山谷石閒。

887 藍實，888 味苦寒。889 主解諸毒，890 殺蠱蚑、注鬼、螫毒。891 久服，892 頭不白，893 輕身。894 生平澤。

895 芎藭，896 味辛溫。897 主中風入㮨、頭痛、寒痹、筋攣緩急、金創、婦人血閉、無子。898 生川谷。

899 蘼蕪，900 味辛溫。901 主欬逆，902 定驚氣，903 辟邪惡，904 除蠱毒鬼注，905 去三蟲，906 久服通神。907 一名薇蕪。908 生川澤。

909 黃連，910 味苦寒。911 主熱氣、目痛、眥傷、泣出，912 明目，913 腸澼，914 腹痛，915 下利，916 婦人陰中腫痛。917 久服，918 令人不忘。919 一名王連。920 生川谷。

921 絡石，922 味苦溫。923 主風熱、死肌、癰傷、口乾舌焦、癰腫不消、喉舌腫、水漿不下。924 久服，925 輕身明目，926 潤澤，927 好顏色，928 不老延年。929

一名石鯪。930 生川谷。

931 蒺藜子，932 味苦溫。933 主惡血，934 破癥結積聚、喉痹、乳難。935 久服，936 長肌肉，937 明目，938 輕身。939 一名旁通，940 一名屈人，941 一名止行，942 一名豺羽，943 一名升推。944 生平澤或道旁。

945 黃耆，946 味甘微溫。947 主癰疽久敗創，948 排膿止痛，949 大風，950 癩疾，951 五痔，952 鼠瘻，953 補虛，954 小兒百病。955 一名戴糝。956 生山谷。

957 肉松容，958 味甘微溫。959 主五勞七傷，960 補中，961 除莖中寒熱痛，962 養五藏，963 強陰，964 益精氣，965 多子，966 婦人癥瘕。967 久服，968 輕身。969 生山谷。

970 防風，971 味甘溫，972 無毒。973 主大風、頭眩痛、惡風、風邪、目盲無所見、風行周身、骨節疼痹、煩滿。974 久服，975 輕身。976 一名銅芸。977 生川澤。

978 蒲黃，979 味甘平。980 主心腹旁光寒熱，981 利小便，982 止血，983 消瘀血。984 久服，985 輕身益氣力，986 延年神僊。987 生池澤。

988 香蒲，989 味甘平。990 主五藏心下邪氣、口中爛臭，991 堅齒，992 明目，993 聰耳。994 久服，995 輕身耐老。996 一名睢。997 生池澤。

998 續斷，999 味苦微溫。1000 主傷寒，1001 補不足，1002 金創癰傷，1003 折跌，1004 續筋骨，1005 婦人乳難。

1006 久服，1007 益氣力。1008 一名龍豆，1009 一名屬折。1010 生山谷。

1011 漏蘆，1012 味苦鹹寒。1013 主皮膚熱、惡創、疽痔、溼痹，1014 下乳汁。1015 久服，1016 輕身益氣，1017 耳目聰明，1018 不老延年。1019 一名野蘭。1020 生山谷。

1021 營實，1022 味酸溫。1023 主癰疽、惡創、結肉、跌筋、敗創、熱氣、陰蝕不瘳，1024 利關節。1025 一名牆薇，1026 一名牆麻，1027 一名牛棘。1028 生川谷。

1029 天名精，1030 味甘寒。1031 主瘀血、血瘕欲死，1032 下血，1033 止血，1034 利小便。1035 久服，1036 輕身耐老。1037 一名麥句薑，1038 一名蝦蟇藍，1039 一名豕首。1040 生川澤。

1041 決明子，1042 味鹹平。1043 主青盲、目淫、膚赤、白膜、眼赤痛、淚出。1044 久服，1045 益精光，1046 輕身。1047 生川澤。

1048 丹參，1049 味苦微寒。1050 主心腹邪氣、腸鳴幽幽如走水、寒熱積聚，1051 破癥除瘕，1052 止煩滿，1053 益氣。1054 一名郤蟬艸。1055 生川谷。

1056 茜根，1057 味苦寒。1058 主寒溼風痹、黃疸，1059 補中。1060 生川谷。

1061 飛廉，1062 味苦平。1063 主骨節熱、脛重酸疼。1064 久服，1065 令人身輕。1066 一名飛輕。1067 生川澤。

1068 五味子，1069 味酸溫。1070 主益氣，1071 欬逆

上氣，1072 勞傷羸瘦，1073 補不足，1074 強陰，1075 益男子精。1076 生山谷。

1077 旋華，1078 味甘溫。1079 主益氣，1080 去面皯，1081 黑色媚好。1082 其根，1083 味辛，1084 主腹中寒熱邪氣，1085 利小便。1086 久服，1087 不飢，1088 輕身。1089 一名筋根華，1090 一名金沸。1091 生平澤。

1092 蘭草，1093 味辛平。1094 主利水道，1095 殺蠱毒，1096 辟不祥。1097 久服，1098 益氣輕身，1099 不老，1100 通神明。1101 一名水香。1102 生池澤。

1103 蛇牀子，1104 味苦平。1105 主婦人陰中腫痛、男子陰痿、溼痒，1106 除痹氣，1107 利關節，1108 瘨癇惡創。1109 久服，1110 輕身。1111 一名蛇米。1112 生川谷及田野。

1113 地膚子，1114 味苦寒。1115 主旁光熱，1116 利小便，1117 補中益精氣。1118 久服，1119 耳目聰明，1120 輕身耐老。1121 一名地葵。1122 生平澤及田野。

1123 景天，1124 味苦平。1125 主大熱、火創、身熱、煩邪惡氣，1126 華，1127 主女人漏下赤白，1128 輕身明目。1129 一名戒火，1130 一名慎火。1131 生川谷。

1132 因陳，1133 味苦平。1134 主風溼寒熱、邪氣、熱結、黃疸。1135 久服，1136 輕身，1137 益氣耐老。1138 生邱陵阪岸上。

1139 杜若，1140 味辛微溫。1141 主胸脇下逆氣，1142 溫中，1143 風入𦚾户，1144 頭腫痛，1145 多涕淚出。1146

久服，1147 益精，1148 明目，1149 輕身。1150 一名杜衡。1151 生川澤。

1152 沙參，1153 味苦微寒。1154 主血積驚氣，1155 除寒熱，1156 補中，1157 益肺氣。1158 久服，1159 利人。1160 一名知母。1161 生川谷。

1162 白兔藿，1163 味苦平。1164 主蛇虺，1165 蜂蠆、猘狗、菜肉蠱毒注。1166 一名白葛。1167 生山谷。

1168 徐長卿，1169 味辛溫。1170 主鬼物、百精、蠱毒、疫疾邪惡氣、溫瘧。1171 久服，1172 強悍輕身。1173 一名鬼督郵。1174 生山谷。

1175 石龍芻，1176 味苦微寒。1177 主心腹邪氣、小便不利、淋閉、風溼、鬼注、惡毒。1178 久服，1179 補虛羸，1180 輕身，1181 耳目聰明，1182 延年。1183 一名龍鬚，1184 一名草續斷，1185 一名龍珠。1186 生山谷。

1187 薇銜，1188 味苦平。1189 主風溼痺、歷節痛、驚癇、吐舌、悸氣、賊風、鼠瘻、癰腫。1190 一名麋銜。1191 生川澤。

1192 雲實，1193 味辛溫。1194 主洩利、腸澼，1195 殺蟲，1196 蠱毒，1197 去邪毒結氣，1198 止痛除熱。1199 華，1200 主見鬼精物，1201 多食令人狂走。1202 久服，1203 輕身，1204 通神明。1205 生川谷。

1206 王不留行，1207 味苦平。1208 主金創，1209 止血逐痛，1210 出刺，1211 除風痺內寒。1212 久服，1213 輕身，1214 耐老增壽。1215 生山谷。

1216 升麻，1217 味甘辛。1218 主解百毒，1219 殺百
老物殃鬼，1220 辟溫疾、障邪毒蠱。1221 久服，1222
不夭。1223 一名周升麻。1224 生山谷。

1225 青蘘，1226 味甘寒。1227 主五藏邪氣、風寒溼
痺，1228 益氣，1229 補𡿺髓，1230 堅筋骨。1231 久服，
1232 耳目聰明，1233 不飢不老，1234 增壽，1235 巨勝苗
也。1236 生川谷。

1237 姑活，1238 味甘溫。1239 主大風邪氣、溼痺寒
痛。1240 久服，1241 輕身，1242 益壽耐老。1243 一名冬
葵子。

1244 別羈，1245 味苦微溫。1246 主風寒溼痺、身重、
四肢疼酸、寒邪、歷節痛。1247 生川谷。

1248 屈艸，1249 味苦。1250 主胸脇下痛、邪氣、腹
閒寒熱陰痺。1251 久服，1252 輕身，1253 益氣，1254 耐
老。1255 生川澤。

1256 淮木，1257 味苦平。1258 主久欬上氣、腸中虛
羸，1259 女子陰蝕、漏下赤白沃。1260 一名百歲城中
木。1261 生山谷。

1262 牡桂，1263 味辛溫。1264 主上氣欬逆、結氣喉
痺、吐吸，1265 利關節，1266 補中益氣。1267 久服，1268
通神，1269 輕身不老。1270 生山谷。

1271 菌桂，1272 味辛溫。1273 主百病，1274 養精神，
1275 和顏色，1276 爲諸藥先聘通使。1277 久服，1278 輕
身不老，1279 面生光華，1280 媚好常如童子。1281 生山

谷。

1282 松脂，1283 味苦溫。1284 主疽、惡創、頭瘍、白秃、疥搔、風氣，1285 安五藏，1286 除熱。1287 久服，1288 輕身，1289 不老延年。1290 一名松膏，1291 一名松肪。1292 生山谷。

1293 槐實，1294 味苦寒。1295 主五内邪氣熱，1296 止涎唾，1297 補絕傷、五痔、火創，1298 婦人乳瘕，1299 子藏急痛。1300 生平澤。

1301 枸杞，1302 味苦寒。1303 主五内邪氣、熱中、消渴、周痹。1304 久服，1305 堅筋骨，1306 輕身不老。1307 一名杞根，1308 一名地骨，1309 一名枸忌，1310 一名地輔。1311 生平澤。

1312 柏實，1313 味甘平。1314 主驚悸，1315 安五藏，1316 益氣，1317 除溼痹。1318 久服，1319 令人悅澤美色，1320 耳目聰明，1321 不飢不老，1322 輕身延年。1323 生山谷。

1324 伏苓，1325 味甘平。1326 主胸脇逆氣、憂恚、驚邪、恐悸、心下結痛、寒熱煩滿、欬逆、口焦舌乾，1327 利小便。1328 久服，1329 安魂養神，1330 不飢延年。1331 一名茯菟。1332 生山谷。

1333 榆皮，1334 味甘平。1335 主大小便不通，1336 利水道，1337 除邪氣。1338 久服，1339 輕身不飢。1340 其實尤良。1341 一名零榆。1342 生山谷。

1343 酸棗，1344 味酸平。1345 主心腹寒熱、邪結氣聚、四肢酸疼、溼痹。1346 久服，1347 安五藏，1348 輕身延年。1349 生川澤。

1350 檗木，1351 味苦寒。1352 主五藏腸胃中結熱、黃疸、腸痔，1353 止洩利、女子漏下赤白、陰陽蝕創。1354 一名檀桓。1355 生山谷。

1356 乾漆，1357 味辛溫，1358 無毒。1359 主絕傷補中，1360 續筋骨，1361 填髓惱，1362 安五藏，1363 五緩六急，1364 風寒溼痹。1365 生漆，1366 去長蟲。1367 久服，1368 輕身耐老。1369 生川谷。

1370 五加皮，1371 味辛溫。1372 主心腹疝氣、腹痛，1373 益氣療躄，1374 小兒不能行，1375 疽創陰蝕。1376 一名豺漆。

1377 蔓荊實，1378 味苦微寒。1379 主筋骨閒寒熱痹、拘攣，1380 明目堅齒，1381 利九竅，1382 去白蟲。1383 久服，1384 輕身耐老。1385 小荊實亦等。1386 生山谷。

1387 辛夷，1388 味辛溫。1389 主五藏、身體寒風、頭惱痛，1390 面皯。1391 久服，1392 下氣，1393 輕身，1394 明目，1395 增年耐老。1396 一名辛矧，1397 一名侯桃，1398 一名房木。1399 生川谷。

1400 桑上寄生，1401 味苦平。1402 主腰痛、小兒背強、癰腫，1403 安胎，1404 充肌膚，1405 堅髮齒，1406 長鬚眉，1407 其實明目，1408 輕身通神。1409 一名寄屑，1410 一名寓木，1411 一名宛童。1412 生川谷。

1413 杜仲，1414 味辛平。1415 主要脊痛，1416 補中，

1417 益精氣，1418 堅筋骨，1419 強志，1420 除陰下痒溼、小便餘瀝。1421 久服，1422 輕身耐老。1423 一名思僊。1424 生山谷。

1425 女貞實，1426 味苦平。1427 主補中，1428 安五藏，1429 養精神，1430 除百疾。1431 久服，1432 肥健，1433 輕身不老。1434 生山谷。

1435 木蘭，1436 味苦寒。1437 主身大熱在皮膚中，1438 去面熱、赤皰、酒皶、惡風瘨疾、陰下痒溼，1439 明耳目。1440 一名林蘭。1441 生川谷。

1442 蕤核，1443 味甘溫。1444 主心腹邪氣，1445 明目，1446 目赤痛傷淚出。1447 久服，1448 輕身益氣，1449 不飢。1450 生川谷。

1451 橘柚，1452 味辛溫。1453 主胸中瘕熱逆氣，1454 利水穀。1455 久服，1456 去臭，1457 下氣，1458 通神。1459 一名橘皮。1460 生川谷。

1461 髮髲，1462 味苦溫。1463 主五癃、關格不通，1464 利小便水道，1465 療小兒癇，1466 大人痓，1467 仍自還神化。

1468 龍骨，1469 味甘平。1470 主心腹鬼注、精物老魅、欬逆、洩利膿血、女子漏下、癥瘕堅結、小兒熱氣驚癇。1471 齒，1472 主小兒大人驚癇、瘨疾、狂走、心下結氣、不能喘息、諸痓，1473 殺精物。1474 久服，1475 輕身，1476 通神明，1477 延年。1478 生山谷。

1479 麝香，1480 味辛溫。1481 主辟惡氣，1482 殺鬼

精物，1483 溫瘧，1484 蠱毒，1485 癇痓，1486 去三蟲。1487 久服，1488 除邪，1489 不夢寤厭寐。1490 生川谷。

1491 牛黃，1492 味苦平。1493 主驚癇、寒熱、熱盛狂痓，1494 除邪逐鬼。1495 生平澤。

1496 熊脂，1497 味甘微寒。1498 主風痹不仁、筋急、五藏腹中積聚、寒熱羸瘦、頭瘍、白禿、面皯皰。1499 久服，1500 強志不飢，1501 輕身。1502 生山谷。

1503 白膠，1504 味甘平。1505 主傷中勞絕、腰痛、羸瘦，1506 補中益氣、婦人血閉無子，1507 止痛，1508 安胎。1509 久服，1510 輕身延年。1511 一名鹿角膠。

1512 阿膠，1513 味甘平。1514 主心腹内崩、勞極、洒洒如瘧狀、要腹痛、四肢酸疼、女子下血，1515 安胎。1516 久服，1517 輕身益氣。1518 一名傅致膠。

1519 丹雄雞，1520 味甘微溫。1521 主女人崩中，1522 漏下赤白沃，1523 補虛，1524 溫中，1525 止血，1526 通神，1527 殺毒，1528 辟不祥。1529 頭，1530 主殺鬼，1531 東門上者尤良。1532 肪，1533 主耳聾。1534 腸，1535 主遺溺。1536 肶胵、裏黃皮，1537 主洩利。1538 尿白，1539 主消渴、傷寒寒熱。1540 黑雌雞，1541 主風寒溼痹、五緩六急，1542 安胎。1543 翮羽，1544 主下血閉。1545 雞子，1546 主除熱、火瘡、癇痓，1547 可作虎魄神物，1548 雞白蠹肥脂。1549 生平澤。

1550 雁肪，1551 味甘平。1552 主風攣、拘急、偏枯、氣不通利。1553 久服，1554 益氣不飢，1555 輕身，1556

耐老。1557 一名鶩肪。1558 生池澤。

1559 石蜜，1560 味甘平。1561 主心腹邪氣、諸驚癇痓，1562 安五藏，1563 諸不足，1564 益氣補中，1565 止痛解毒，1566 除衆病，1567 和百藥。1568 久服，1569 強志輕身，1570 不飢不老。1571 一名石飴。1572 生山谷。

1573 蜂子，1574 味甘平。1575 主風頭，1576 除蠱毒，1577 補虛羸傷中。1578 久服，1579 令人光澤，1580 好顏色，1581 不老。1582 大黃蜂子，1583 主心腹滿痛，1584 輕身益氣。1585 土蜂子，1586 主癰腫。1587 一名蜚零。1588 生山谷。

1589 蜜蠟，1590 味甘微溫。1591 主下利膿血，1592 補中，1593 續絕傷金創，1594 益氣，1595 不飢，1596 耐老。1597 生山谷。

1598 牡蠣，1599 味鹹平。1600 主傷寒寒熱、溫瘧洒洒、驚恚怒氣，1601 除拘緩、鼠瘻、女子帶下赤白。1602 久服，1603 強骨節，1604 殺邪氣，1605 延年。1606 一名蠣蛤。1607 生池澤。

1608 龜甲，1609 味鹹平。1610 主漏下赤白，1611 破癥瘕、痎瘧、五痔、陰蝕、溼痹、四肢重弱、小兒顖不合。1612 久服，1613 輕身不飢。1614 一名神屋。1615 生池澤。

1616 桑蜱蛸，1617 味鹹平。1618 主傷中、疝瘕、陰痿，1619 益精生子，1620 女子血閉，1621 要痛，1622 通五淋，1623 利小便水道。1624 一名蝕肬，1625 生桑枝上，

1626 采，1627 蒸之。

1628 海蛤，1629 味苦平。1630 主欬逆上氣、喘息煩滿、胸痛、寒熱。1631 一名魁蛤。

1632 文蛤，1633 主惡瘡、蝕、五痔。

1634 蠡魚，1635 味甘寒。1636 主溼痹、面目浮腫，1637 下大水。1638 一名鮦魚。1639 生池澤。

1640 鯉魚膽，1641 味苦寒。1642 主目熱、赤痛、青盲，1643 明目。1644 久服，1645 強悍益志氣。1646 生池澤。

1647 藕實莖，1648 味甘平。1649 主補中養神，1650 益氣力，1651 除百疾。1652 久服，1653 輕身耐老，1654 不飢，1655 延年。1656 一名水芝丹。1657 生池澤。

1658 大棗，1659 味甘平。1660 主心腹邪氣，1661 安中，1662 養脾肋十二經，1663 平胃氣，1664 通九竅，1665 補少氣、少津液、身中不足，1666 大驚，1667 四肢重，1668 和百藥。1669 久服，1670 輕身長年。1671 葉覆麻黃，1672 能令出汗。1673 生平澤。

1674 葡萄，1675 味甘平。1676 主筋骨溼痹，1677 益氣，1678 倍力，1679 強志，1680 令人肥健，1681 耐飢，1682 忍風寒。1683 久食，1684 輕身，1685 不老延年。1686 可作酒。1687 生山谷。

1688 蓬虆，1689 味酸平。1690 主安五藏，1691 益精氣，1692 長陰令堅，1693 強志，1694 倍力，1695 有子。1696 久服，1697 輕身不老。1698 一名覆盆。1699 生平澤。

1700 雞頭實，1701 味甘平。1702 主溼痹、腰脊刹痛，
1703 補中，1704 除暴疾，1705 益精氣，1706 強志，1707
令耳目聰明。1708 久服，1709 輕身，1710 不飢，1711 耐
老神僊。1712 一名雁啄實。1713 生池澤。

1714 胡麻，1715 味甘平。1716 主傷中虛羸，1717 補
五内，1718 益氣力，1719 長肌肉，1720 填髓𡿺。1721 久
服，1722 輕身不老。1723 一名巨勝。1724 葉名青蘘。1725
生川澤。

1726 麻蕡，1727 味辛平。1728 主五勞七傷，1729 利
五藏，1730 下血，1731 寒氣，1732 多食，1733 令人見鬼
狂走。1734 久服，1735 通神明，1736 輕身。1737 一名麻
勃。1738 麻子，1739 味甘平，1740 主補中益氣，1741 肥
健，1742 不老神僊。1743 生川谷。

1744 冬葵子，1745 味甘寒。1746 主五藏六府、寒熱
羸瘦、五癃，1747 利小便。1748 久服，1749 堅骨長肌肉，
1750 輕身延年。

1751 莧實，1752 味甘寒。1753 主青盲，1754 明目，1755
除邪，1756 利大小便，1757 去寒熱。1758 久服，1759 益
氣力，1760 不飢，1761 輕身。1762 一名馬莧。

1763 瓜蒂，1764 味苦寒。1765 主大水身面四肢浮腫，
1766 下水，1767 殺蠱毒，1768 欬逆上氣，1769 及食諸果，
1770 病在胸腹中，1771 皆吐下之。1772 生平澤。

1773 瓜子，1774 味甘平。1775 主令人說澤，1776 好
顏色，1777 益氣不飢。1778 久服，1779 輕身耐老。1780

一名水芝。1781 生平澤。

1782 苦菜，1783 味苦寒。1784 主五藏邪氣、厭穀、胃痹。1785 久服，1786 安心益氣，1787 聰察少臥，1788 輕身耐老。1789 一名荼艸，1790 一名選。1791 生川谷。

1792 卷第二

1793 中經

1794 雄黃，1795 石流黃，1796 雌黃，1797 水銀，1798
石膏，1799 慈石，1800 凝水石，1801 陽起石，1802 孔公
孽，1803 殷孽，1804 鐵精落，1805 理石，1806 長石，1807
膚青，1808 乾薑，1809 枲耳實，1810 葛根，1811 括樓，
1812 苦參，1813 當歸，1814 麻黃，1815 通艸，1816 芍藥，
1817 蠡實，1818 瞿麥，1819 元參，1820 秦艽，1821 百合，
1822 知母，1823 貝母，1824 白茝，1825 淫羊藿，1826 黃芩，
1827 狗脊，1828 石龍芮，1829 茅根，1830 紫菀，1831 紫艸，
1832 敗醬，1833 白鮮皮，1834 酸醬，1835 紫參，1836 槀本，
1837 石韋，1838 萆薢，1839 白薇，1840 水萍，1841 王瓜，
1842 地榆，1843 海藻，1844 澤蘭，1845 防己，1846 款冬華，
1847 牡丹，1848 馬先蒿，1849 積雪艸，1850 女菀，1851
王孫，1852 蜀羊泉，1853 爵牀，1854 假蘇，1855 翹根，
1856 桑根白皮，1857 竹葉，1858 吳茱萸，1859 卮子，1860
蕪荑，1861 枳實，1862 厚朴，1863 秦皮，1864 秦茮，1865
山茱萸，1866 紫葳，1867 豬苓，1868 白棘，1869 龍眼，
1870 松蘿，1871 衛矛，1872 合歡，1873 白馬莖，1874 鹿茸，
1875 牛角鰓，1876 羖羊角，1877 牡狗陰莖，1878 羚羊角，
1879 犀角，1880 燕尿，1881 天鼠尿，1882 蝟皮，1883 露蜂
房，1884 鼈甲，1885 蟹，1886 柞蟬，1887 蠐螬，1888 烏賊

魚骨，1889 白僵蠶，1890 鮀魚甲，1891 樗雞，1892 活蝓，
1893 石龍子，1894 木虻，1895 蜚虻，1896 蜚廉，1897 蟅蟲，
1898 伏翼，1899 梅實，1900 大豆黃卷，1901 赤小豆，1902
粟米，1903 黍米，1904 蓼實，1905 葱實，1906 薤，1907
水蘇。

1908 雄黃，1909 味苦平寒。1910 主寒熱、鼠瘻、惡
創、疽痔、死肌，1911 殺精物、惡鬼、邪氣、百蟲
毒，1912 勝五兵。1913 鍊食之，1914 輕食神仙。1915 一
名黃食石。1916 生山谷。

1917 石流黃，1918 味酸溫。1919 主婦人陰蝕、疽痔
惡血，1920 堅筋骨，1921 除頭秃，1922 能化金銀銅鐵奇
物。1923 生山谷。

1924 雌黃，1925 味辛平。1926 主惡創、頭秃、痂疥，
1927 殺毒蟲蝨、身痒、邪氣諸毒。1928 鍊之，1929 久服，
1930 輕身，1931 增年不老。1932 生山谷。

1933 水銀，1934 味辛寒。1935 主疥、瘻、痂、瘍、
白秃，1936 殺皮膚中蝨，1937 墮胎，1938 除熱，1939 殺
金銀銅錫毒。1940 鎔化還復爲丹。1941 久服，1942 神仙
不死。1943 生平土。

1944 石膏，1945 味辛微寒。1946 主中風寒熱、心下
逆氣、驚喘、口乾苦焦、不能息、腹中堅痛，1947
除邪鬼，1948 産乳，1949 金創。1950 生山谷。

1951 慈石，1952 味辛寒。1953 主周痹、風溼、肢節
中痛不可持物、洗洗酸消，1954 除大熱煩滿及耳聾。

1955 一名元石。1956 生山谷。

1957 凝水石，1958 味辛寒。1959 主身熱、腹中積聚、邪氣、皮中如火燒、煩滿，1960 水飲之。1961 久服不飢。1962 一名白水石。1963 生山谷。

1964 陽起石，1965 味鹹微溫。1966 主崩中漏下，1967 破子臧中血、癥瘕結氣，1968 寒熱，1969 腹痛無子，1970 陰痿不起，1971 補不足。1972 一名白石。1973 生山谷。

1974 孔公孽，1975 味辛溫。1976 主傷食不化、邪結氣、惡創、疽、瘻、痔，1977 利九竅，1978 下乳汁。1979 生山谷。

1980 殷孽，1981 味辛溫。1982 主爛傷瘀血、洩利寒熱、鼠瘻、癥瘕、結氣。1983 一名薑石。1984 生山谷。

1985 鐵精，1986 平。1987 主明目，1988 化銅。1989 鐵落，1990 味辛平。1991 主風熱、惡創、瘍疽、創痂、疥氣在皮膚中。1992 鐵，1993 主堅肌耐痛。1994 生平澤。

1995 理石，1996 味辛寒。1997 主身熱，1998 利胃解煩，1999 益精明目，2000 破積聚，2001 去三蟲。2002 一名立制石。2003 生山谷。

2004 長石，2005 味辛寒。2006 主身熱、四肢寒厥，2007 利小便，2008 通血脈，2009 明目，2010 去翳眇，2011 下三蟲，2012 殺蠱毒。2013 久服不飢。2014 一名方石。2015 生山谷。

2016 膚青，2017 味辛平。2018 主蠱毒及蛇菜肉諸毒、惡創。2019 生川谷。

2020 乾薑，2021 味辛溫。2022 主胸滿欬逆上氣，2023
溫中止血，2024 出汗，2025 逐風溼痹、腸澼、下利。
2026 生者尤良。2027 久服，2028 去臭氣，2029 通神明。
2030 生川谷。

2031 枲耳實，2032 味甘溫。2033 主風頭、寒痛、風
溼、周痹、四肢拘攣痛、惡肉死肌。2034 久服，2035
益氣，2036 耳目聰明，2037 強志輕身。2038 一名胡枲，
2039 一名地葵。2040 生川谷。

2041 葛根，2042 味甘平。2043 主消渴、身大熱、嘔
吐、諸痹，2044 起陰氣，2045 解諸毒。2046 葛穀，2047
主下利十歲已上。2048 一名雞齊根。2049 生川谷。

2050 括樓根，2051 味苦寒。2052 主消渴、身熱、煩
滿、大熱，2053 補虛安中，2054 續絕傷。2055 一名地樓。
2056 生川谷及山陰。

2057 苦參，2058 味苦寒。2059 主心腹結氣、癥瘕、
積聚、黃疸、溺有餘瀝，2060 逐水，2061 除癰腫，2062
補中，2063 明目，2064 止淚。2065 一名水槐，2066 一名
苦蘵。2067 生山谷及田野。

2068 當歸，2069 味甘溫。2070 主欬逆上氣，2071 溫
瘧、寒熱、洗在皮膚中、婦人漏下絕子、諸惡創瘍
金創。2072 煮飲之。2073 一名乾歸。2074 生川谷。

2075 麻黃，2076 味苦溫。2077 主中風傷寒、頭痛溫
瘧，2078 發表，2079 出汗，2080 去邪熱氣，2081 止欬逆

上氣，2082 除寒熱，2083 破癥堅積聚。2084 一名龍沙。

2085 通艸，2086 味辛平。2087 主去惡蟲，2088 除脾胃寒熱，2089 通利九竅、血脈、關節，2090 令人不忘。2091 一名附支。2092 生山谷。

2093 芍藥，2094 味苦平。2095 主邪氣腹痛，2096 除血痺，2097 破堅積，2098 寒熱，2099 疝瘕，2100 止痛，2101 利小便，2102 益氣。2103 生川谷及邱陵。

2104 蠡實，2105 味甘平。2106 主皮膚寒熱、胃中熱氣、風寒溼痺，2107 堅筋骨，2108 令人嗜食。2109 久服輕身。2110 花葉，2111 去白蟲。2112 一名劇艸，2113 一名三堅，2114 一名豕首。2115 生川谷。

2116 瞿麥，2117 味苦寒。2118 主關格、諸癃結、小便不通，2119 出刺，2120 決癰腫，2121 明目去翳，2122 破胎墮子，2123 下閉血。2124 一名巨句麥。2125 生川谷。

2126 元參，2127 味苦微寒。2128 主腹中寒熱積聚、女子產乳餘疾，2129 補腎氣，2130 令人目明。2131 一名重臺。2132 生川谷。

2133 秦艽，2134 味苦平。2135 主寒熱邪氣、寒溼、風痹、肢節痛，2136 下水，2137 利小便。2138 生山谷。

2139 百合，2140 味甘平。2141 主邪氣腹張心痛，2142 利大小便，2143 補中益氣。2144 生川谷。

2145 知母，2146 味苦寒。2147 主消渴、熱中，2148 除邪氣，2149 肢體浮腫，2150 下水，2151 補不足，2152 益氣。2153 一名蚳母，2154 一名連母，2155 一名野蓼，

2156 一名地參，2157 一名水參，2158 一名水浚，2159 一名貨母，2160 一名蝭母。2161 生川谷。

2162 貝母，2163 味辛平。2164 主傷寒煩熱、淋瀝、邪氣、疝瘕、喉痺、乳難、金創、風痙。2165 一名空艸。

2166 白茝，2167 味辛溫。2168 主女人漏下赤白、血閉、陰腫、寒熱、風頭、侵目、淚出，2169 長肌膚，2170 潤澤，2171 可作面脂。2172 一名芳香。2173 生川谷。

2174 淫羊藿，2175 味辛寒。2176 主陰痿絕傷、莖中痛，2177 利小便，2178 益氣力，2179 強志。2180 一名剛前。2181 生山谷。

2182 黃芩，2183 味苦平。2184 主諸熱黃疸、腸澼、洩利，2185 逐水，2186 下血閉、惡創、疽蝕、火瘍。2187 一名腐腸。2188 生川谷。

2189 狗脊，2190 味苦平。2191 主腰背強、關機緩急、周痹、寒溼膝痛，2192 頗利老人。2193 一名百枝。2194 生川谷。

2195 石龍芮，2196 味苦平。2197 主風寒溼痹、心腹邪氣，2198 利關節，2199 止煩滿。2200 久服，2201 輕身，2202 明目，2203 不老。2204 一名魯果能，2205 一名地椹。2206 生川澤石邊。

2207 茅根，2208 味甘寒。2209 主勞傷虛羸，2210 補中益氣，2211 除瘀血、血閉寒熱，2212 利小便。2213 其苗，2214 主下水。2215 一名蘭根，2216 一名茹根。2217

生山谷田野。

2218紫菀，2219味苦溫。2220主欬逆上氣、胸中寒熱結氣，2221去蠱毒痿蹷，2222安五藏。2223生山谷。

2224紫艸，2225味苦寒。2226主心腹邪氣、五疸，2227補中益氣，2228利九竅，2229通水道。2230一名紫丹，2231一名紫芙。2232生山谷。

2233敗醬，2234味苦平。2235主暴熱火創、赤氣、疥搔、疽痔、馬鞍、熱氣。2236一名鹿腸。2237生川谷。

2238白鮮，2239味苦寒。2240主頭風、黃疸、欬逆、淋瀝、女子陰中腫痛、溼痹死肌，2241不可屈伸，2242起止行步。2243生川谷。

2244酸醬，2245味酸平。2246主熱煩滿，2247定志益氣，2248利水道，2249産難，2250吞其實，2251立産。2252一名醋醬。2253生川澤。

2254紫參，2255味苦辛寒。2256主心腹積聚、寒熱邪氣。2257通九竅，2258利大小便。2259一名牡蒙。2260生山谷。

2261藁本，2262味辛溫。2263主婦人疝瘕、陰中寒腫痛、腹中急，2264除風頭痛，2265長肌膚，2266說顏色。2267一名鬼卿，2268一名地新。2269生山谷。

2270石韋，2271味苦平。2272主勞熱邪氣、五癃閉不通，2273利小便水道。2274一名石韉。2275生山谷石上。

2276 萆薢，2277 味苦平。2278 主腰背痛、強骨節、風寒溼、周痹、惡創不瘳，2279 熱氣。2280 生山谷。

2281 白薇，2282 味苦平。2283 主暴中風、身熱肢滿，
2284 忽忽不知人、狂惑、邪氣、寒熱酸疼、溫瘧洗洗、發作有時。2285 生川谷。

2286 水萍，2287 味辛寒。2288 主暴熱身痒，2289 下水氣勝酒，2290 長鬚髮，2291 消渴。2292 久服輕身。2293
一名水華。2294 生池澤。

2295 王瓜，2296 味苦寒。2297 主消渴、內痹淤血、月閉，2298 寒熱、酸疼，2299 益氣，2300 俞聾。2301 一名土瓜。2302 生平澤。

2303 地榆，2304 味苦微寒。2305 主婦人乳痓痛、七傷帶下病，2306 止痛，2307 除惡肉，2308 止汗，2309 療金創，2310 生山谷。

2311 海藻，2312 味苦寒。2313 主癭瘤氣、頸下核，
2314 破散結氣、癰腫、癥瘕、堅氣，2315 腹中上下鳴，
2316 下水十二腫。2317 一名落首。2318 生池澤。

2319 澤蘭，2320 味苦微溫。2321 主乳婦內衄、中風餘疾、大腹水腫、身面四肢浮腫、骨節中水、金創癰腫創膿。2322 一名虎蘭，2323 一名龍棗。2324 生大澤傍。

2325 防己，2326 味辛平。2327 主風寒溫瘧、熱氣諸癇，2328 除邪，2329 利大小便。2330 一名解離。2331 生川谷。

2332 款冬花，2333 味辛溫。2334 主咳逆上氣、善喘、喉痹、諸驚癇、寒熱邪氣。2335 一名槖吾，2336 一名顆涷，2337 一名虎須，2338 一名免奚。2339 生山谷。

2340 牡丹，2341 味苦辛寒。2342 主寒熱、中風、瘈瘲、痙、驚癇、邪氣，2343 除癥堅，2344 瘀血留舍腸胃，2345 安五臧，2346 療癰創。2347 一名鹿韭，2348 一名鼠姑。2349 生山谷。

2350 馬先蒿，2351 味平。2352 主寒熱、鬼注、中風溼痹、女子帶下病、無子。2353 一名馬屎蒿。2354 生川澤。

2355 積雪艸，2356 味苦寒。2357 主大熱、惡創癰疽、浸淫、赤熛、皮膚赤、身熱。2358 生川谷。

2359 女菀，2360 味辛溫。2361 主風洗洗、霍亂、泄利、腸鳴上下無常處、驚癇、寒熱百疾。2362 生川谷或山陽。

2363 王孫，2364 味苦平。2365 主五臧邪氣、寒溼痹、四肢疼酸、厀冷痛。2366 生川谷。

2367 蜀羊泉，2368 味苦微寒。2369 主頭禿惡創、熱氣、疥搔、痂癬蟲，2370 療齲齒。2371 生川谷。

2372 爵牀，2373 味鹹寒。2374 主腰脊痛，2375 不得著牀，2376 俛仰艱難，2377 除熱，2378 可作浴湯。2379 生川谷及田野。

2380 假蘇，2381 味辛溫，2382 主寒熱、鼠瘻、瘰癧生創，2383 破結聚氣，2384 下瘀血，2385 除溼痹。2386

一名鼠莨。2387 生川澤。2388 翹根，2389 味甘寒平。2390 主下熱氣，2391 益陰精，2392 令人面說好，2393 明目。2394 久服，2395 輕身耐老。2396 生平澤。2397 桑根白皮，2398 味甘寒。2399 主傷中、五勞六極、羸瘦、崩中、脈絕，2400 補虛益氣。2401 葉，2402 主除寒熱出汗。2403 桑耳黑者，2404 主女子漏下赤白汁、血病、癥瘕積聚、陰痛、陰陽寒熱，2405 無子。2406 五木耳名糯，2407 益氣不飢，2408 輕身強志。2409 生山谷。

2410 竹葉，2411 味苦平。2412 主咳逆上氣溢、筋急、惡瘍，2413 殺小蟲。2414 根，2415 作湯，2416 益氣止渴，2417 補虛下氣。2418 汁，2419 主風痓。2420 實，2421 通神明，2422 輕身益氣。

2423 吳茱萸，2424 味辛溫。2425 主溫中，2426 下氣，2427 止痛，2428 咳逆，2429 寒熱，2430 除溼血痹，2431 逐風邪，2432 開湊理。2433 根，2434 殺三蟲。2435 一名藙。2436 生山谷。

2437 巵子，2438 味苦寒。2439 主五內邪氣、胃中熱氣、面赤、酒炮、皶鼻、白賴、赤癩、創瘍。2440 一名木丹。2441 生川谷。

2442 蕪荑，2443 味辛。2444 主五內邪氣，2445 散皮膚骨節中淫淫溫行毒，2446 去三蟲，2447 化食。2448 一名無姑，2449 一名殿瑭。2450 生川谷。

2451 枳實，2452 味苦寒。2453 主大風在皮膚中，2454 如麻豆苦痒，2455 除寒熱結，2456 止利，2457 長肌肉，

2458 利五臧，2459 益氣，2460 輕身。2461 生川澤。2462 厚朴，2463 味苦溫。2464 主中風、傷寒、頭痛、寒熱、驚悸氣、血痺、死肌，2465 去三蟲。

2466 秦皮，2467 味苦微寒。2468 主風寒溼痺、洗洗寒氣，2469 除熱，2470 目中青翳白膜。2471 久服，2472 頭不白，2473 輕身。2474 生川谷。

2475 秦茮，2476 味辛溫。2477 主風邪氣，2478 溫中，2479 除寒痺，2480 堅齒髮，2481 明目。2482 久服，2483 輕身，2484 好顏色，2485 耐老增年，2486 通神。2487 生川谷。

2488 山茱萸，2489 味酸平。2490 主心下邪氣、寒熱，2491 溫中，2492 逐寒溼痺，2493 去三蟲。2494 久服輕身。2495 一名蜀棗。2496 生山谷。

2497 紫葳，2498 味酸微寒。2499 主婦人産乳餘疾、崩中，2500 癥瘕、血閉、寒熱、羸瘦，2501 養胎。2502 生川谷。

2503 豬苓，2504 味甘平。2505 主痎瘧，2506 解毒蠱，2507 注不祥，2508 利水道。2509 久服，2510 輕身耐老。2511 一名猳豬屎。2512 生山谷。

2513 白棘，2514 味辛寒。2515 主心腹痛、癰腫潰膿，2516 止痛。2517 一名棘鍼。2518 生川谷。

2519 龍眼，2520 味甘平。2521 主五臧邪氣，2522 安志，2523 厭食。2524 久服，2525 強魂聰明，2526 輕身不老，2527 通神明。2528 一名益智。2529 生山谷。

2530 松羅，2531 味苦平。2532 主瞋怒邪氣，2533 止虛汗頭風、女子陰寒腫病。2534 一名女蘿。2535 生山谷。

2536 衛矛，2537 味苦寒。2538 主女子崩中下血、腹滿汗出，2539 除邪，2540 殺鬼毒蠱注。2541 一名鬼箭。2542 生山谷。

2543 合歡，2544 味甘平。2545 主安五臧，2546 利心志，2547 令人歡樂無憂。2548 久服，2549 輕身，2550 明目，2551 得所欲。2552 生山谷。

2553 白馬莖，2554 味鹹平。2555 主傷中脈絕、陰不起，2556 強志益氣，2557 長肌肉，2558 肥健，2559 生子。2560 眼，2561 主驚癇、腹滿、瘧疾，2562 當殺用之。2563 懸蹄，2564 主驚邪、瘈瘲、乳難，2565 辟惡氣鬼毒蠱注、不祥。2566 生平澤。

2567 鹿茸，2568 味甘溫。2569 主漏下惡血、寒熱、驚癇，2570 益氣強志，2571 生齒不老。2572 角，2573 主惡創癰腫，2574 逐邪惡氣、留血在陰中。

2575 牛角鰓，2576 下閉血、瘀血、疼痛、女人帶下血。2577 髓，2578 補中，2579 填骨髓。2580 久服增年。2581 膽，2582 可丸藥。

2583 羖羊角，2584 味鹹溫。2585 主青盲，2586 明目，2587 殺疥蟲，2588 止寒洩，2589 辟惡鬼虎狼，2590 止驚悸。2591 久服，2592 安心益氣，2593 輕身。2594 生川谷。

2595 牡狗陰莖，2596 味鹹平。2597 主傷中，2598 陰

痿不起，2599 令強熱大，2600 生子，2601 除女子帶下十二疾。2602 一名狗精。2603 膽，2604 主明目。

2605 羚羊角，2606 味鹹寒。2607 主明目，2608 益氣起陰，2609 去惡血注下，2610 辟蠱毒惡鬼不祥，2611 安心氣，2612 常不厭寐。2613 生川谷。

2614 犀角，2615 味苦寒。2616 主百毒蟲注、邪鬼、障氣，2617 殺鉤吻、鴆羽、蛇毒，2618 除不迷或厭寐。2619 久服輕身。2620 生山谷。

2621 燕屎，2622 味辛平。2623 主蠱毒鬼注，2624 逐不祥邪氣，2625 破五癃，2626 利小便。2627 生平谷。

2628 天鼠屎，2629 味辛寒。2630 主面癰腫、皮膚洗洗時痛、腸中血氣，2631 破寒熱積聚，2632 除驚悸。2633 一名鼠沄，2634 一名石肝。2635 生山谷。

2636 蝟皮，2637 味苦平。2638 主五痔陰蝕下血、赤白五色、血汁不止、陰腫痛引要背，2639 酒煮殺之。2640 生川谷。

2641 露蜂房，2642 味苦平。2643 主驚癇瘈瘲、寒熱邪氣、瘨疾、鬼精蠱毒、腸痔。2644 火熬之，2645 良。2646 一名蜂腸。2647 生山谷。

2648 鼈甲，2649 味鹹平。2650 主心腹癥瘕堅積、寒熱，2651 去痞、息肉、陰蝕、痔、惡肉。2652 生池澤。

2653 蟹，2654 味鹹寒。2655 主胸中邪氣、熱結痛、喎僻、面腫，2656 敗漆，2657 燒之致鼠。2658 生池澤。

2659 柞蟬，2660 味鹹寒。2661 主小兒驚癇、夜啼、瘨病、寒熱。2662 生楊柳上。

2663 蠐螬，2664 味鹹微溫。2665 主惡血、血瘀、痹氣，2666 破折血在脅下堅滿痛，2667 月閉，2668 目中淫膚、青翳、白膜。2669 一名蟦蠐。2670 生平澤。

2671 烏賊魚骨，2672 味鹹微溫。2673 主女子漏下、赤白經汁、血閉、陰蝕、腫痛、寒熱、癥瘕、無子。2674 生池澤。

2675 白僵蠶，2676 味鹹。2677 主小兒驚癇夜啼，2678 去三蟲，2679 滅黑皯，2680 令人面色好，2681 男子陰瘍病。2682 生平澤。

2683 鮀魚甲，2684 味辛微溫。2685 主心腹癥瘕、伏堅、積聚、寒熱、女子崩中、下血五色、小腹陰中相引痛、創疥、死肌。2686 生池澤。

2687 樗雞，2688 味苦平。2689 主心腹邪氣、陰痿，2690 益精，2691 強志，2692 生子好色，2693 補中，2694 輕身。2695 生川谷。

2696 蛞蝓，2697 味鹹寒。2698 主賊風喎僻、軼筋及脫肛、驚癇、攣縮。2699 一名陵蠡。2700 生池澤。

2701 石龍子，2702 味鹹寒。2703 主五癃邪、結氣，2704 破石淋，2705 下血，2706 利小便水道。2707 一名蜥易。2708 生川谷。

2709 木虻，2710 味苦平。2711 主目赤痛、眥傷、淚出、瘀血、血閉、寒熱酸慚無子。2712 一名魂常。2713 生川澤。

2714 蜚虻，2715 味苦微寒。2716 主逐瘀血，2717 破下血積、堅痞癥瘕，2718 寒熱，2719 通利血脈及九竅。2720 生川谷。

2721 蜚廉，2722 味鹹寒。2723 主血瘀、癥堅、寒熱，2724 破積聚、喉咽痹，2725 内寒無子。2726 生川澤。

2727 蟅蟲，2728 味鹹寒。2729 主心腹寒熱洗洗、血積癥瘕，2730 破堅，2731 下血閉，2732 生子大良。2733 一名地鼈。2734 生川澤。

2735 伏翼，2736 味鹹平。2737 主目瞑，2738 明目，2739 夜視有精光。2740 久服，2741 令人熹樂，2742 媚好無憂。2743 一名蝙蝠。2744 生川谷。

2745 梅實，2746 味酸平。2747 主下氣，2748 除熱、煩滿，2749 安心，2750 肢體痛，2751 偏枯不仁，2752 死肌，2753 去青黑志、惡疾。2754 生川谷。

2755 大豆黄卷，2756 味甘平。2757 主溼痹、筋攣、厀痛。2758 生大豆，2759 塗癰腫。2760 煮汁，2761 飲，2762 殺鬼毒，2763 止痛。2764 赤小豆，2765 主下水，2766 排癰腫膿血。2767 生平澤。

2768 粟米，2769 味鹹微寒。2770 主養腎氣，2771 去胃脾中熱，2772 益氣。2773 陳者，2774 味苦，2775 主胃熱、消渴，2776 利小便。

2777 黍米，2778 味甘溫。2779 主益氣補中、多熱、令人煩。

2780 蓼實，2781 味辛溫。2782 主明目、溫中，2783

耐風寒，2784 下水氣、面目浮腫，2785 癰瘍。2786 馬蓼，2787 去腸中蛭蟲，2788 輕身。2789 生川澤。

2790 葱實，2791 味辛溫。2792 主明目，2793 補中不足。2794 其莖可作湯，2795 主傷寒寒熱，2796 出汗，2797 中風，2798 面目腫。

2799 薤，2800 味辛溫。2801 主金創，2802 創敗，2803 輕身，2804 不飢，2805 耐老。2806 生平澤。

2807 水蘇，2808 味辛微溫。2809 主下氣，2810 辟口臭，2811 去毒，2812 辟惡。2813 久服，2814 通神明，2815 輕身，2816 耐老。2817 生池澤。

2818 卷第三

2819 下經

2820 石灰，2821 礜石，2822 鉛丹，2823 粉錫錫鏡鼻，2824 代赭，2825 戎鹽大鹽鹵鹽，2826 白堊，2827 冬灰，2828 青琅玕，2829 附子，2830 烏頭，2831 天雄，2832 半夏，2833 虎掌，2834 鳶尾，2835 大黃，2836 亭歷，2837 桔梗，2838 莨蕩子，2839 艸蒿，2840 旋覆花，2841 藜蘆，2842 鉤吻，2843 射干，2844 蛇合，2845 恒山，2846 蜀漆，2847 甘遂，2848 白斂，2849 青葙子，2850 雚菌，2851 白及，2852 大戟，2853 澤漆，2854 茵芋，2855 貫衆，2856 蕘華，2857 牙子，2858 羊躑躅，2859 商陸，2860 羊蹄，2861 萹蓄，2862 狼毒，2863 白頭翁，2864 鬼臼，2865 羊桃，2866 女青，2867 連翹，2868 閭茹，2869 烏韭，2870 鹿藿，2871 蚤休，2872 石長生，2873 陸英，2874 藎艸，2875 牛萹，2876 夏枯艸，2877 芫華，2878 巴豆，2879 蜀茮，2880 皁莢，2881 柳華，2882 楝實，2883 郁李仁，2884 莽艸，2885 雷丸，2886 桐葉，2887 梓白皮，2888 石南，2889 黃環，2890 溲疏，2891 鼠李，2892 藥實根，2893 欒華，2894 蔓茮，2895 豚卵，2896 麋脂，2897 鼺鼠，2898 六畜毛蹄甲，2899 蝦蟇，2900 馬刀，2901 蛇蛻，2902 邱蚓，2903 蠮螉，2904 吳蚣，2905 水蛭，2906 班苗，2907 貝子，2908 石蠶，2909 雀甕，2910 蜣螂，2911 螻蛄、馬陸，2912 地膽，2913 鼠婦，2914 熒

火，2915 衣魚，2916 伏翼，2917 桃核仁，2918 杏核仁，2919 腐婢，2920 苦瓠，2921 水靳，2922 彼子。

2923 石灰，2924 味辛溫。2925 主疽瘍疥搔、熱氣、惡創、癩疾、死肌，2926 墮眉，2927 殺痔蟲，2928 去黑子息肉。2929 一名惡疢。2930 生山谷。

2931 礜石，2932 味辛大熱。2933 主寒熱、鼠瘻、蝕創、死肌、風痹、腹中堅。2934 一名青分石，2935 一名立制石，2936 一名固羊石。2937 出山谷。

2938 鉛丹，2939 味辛微寒。2940 主土逆胃反、驚癇瘨疾，2941 除熱下氣，2942 鍊化還成九光。2943 久服，2944 通神明。2945 生平澤。

2946 粉錫，2947 味辛寒。2948 主伏尸毒螫，2949 殺三蟲。2950 一名解錫。2951 錫鏡鼻，2952 主女子血閉、癥瘕、伏腸、絕孕。2953 生山谷。

2954 代赭，2955 味苦寒。2956 主鬼注、賊風、蠱毒，2957 殺精物惡鬼、腹中毒、邪氣、女子赤沃漏下。2958 一名須丸。2959 生山谷。

2960 戎鹽，2961 主明目。2962 目痛，2963 益氣，2964 堅肌骨，2965 去毒蠱。2966 大鹽，2967 令人吐。2968 鹵鹽，2969 味苦寒，2970 主大熱、消渴、狂煩，2971 除邪及下蠱毒，2972 柔肌膚。2973 生池澤。

2974 白堊，2975 味苦溫。2976 主女子寒熱癥瘕、目閉、積聚。2977 生山谷。

2978 冬灰，2979 味辛微溫。2980 主黑子，2981 去肬

息肉、疽蝕、疥搔。2982 一名藜灰。2983 生川澤。

2984 青琅玕，2985 味辛平。2986 主身痒、火創、癰傷、疥搔、死肌。2987 一名石珠。2988 生平澤。

2989 附子，2990 味辛溫。2991 主風寒欬逆邪氣，2992 溫中，2993 金創，2994 破癥堅積聚、血瘕、寒溼、踒躄拘攣、膝痛不能行步。2995 生山谷。

2996 烏頭，2997 味辛溫。2998 主中風、惡風洗洗，2999 出汗，3000 除寒溼痺、欬逆上氣，3001 破積聚、寒熱。3002 其汁，3003 煎之，3004 名射罔，3005 殺禽獸。3006 一名奚毒，3007 一名即子，3008 一名烏喙。3009 生山谷。

3010 天雄，3011 味辛溫。3012 主大風寒溼痺、瀝節痛、拘攣緩急，3013 破積聚、邪氣、金創，3014 強筋骨，3015 輕身健行。3016 一名白幕。3017 生山谷。

3018 半夏，3019 味辛平。3020 主傷寒、寒熱、心下堅、下氣、喉咽腫痛、頭眩胸張、欬逆腸鳴，3021 止汗。3022 一名地文，3023 一名水玉。3024 生川谷。

3025 虎掌，3026 味苦溫。3027 主心痛、寒熱、結氣、積聚、伏梁、傷筋、痿、拘緩，3028 利水道。3029 生山谷。

3030 鳶尾，3031 味苦平。3032 主蠱毒邪氣、鬼注、諸毒，3033 破癥瘕積聚，3034 去水，3035 下三蟲。3036 生山谷。

3037 大黃，3038 味苦寒。3039 主下瘀血、血閉、寒熱，3040 破癥瘕積聚、留飲、宿食，3041 蕩滌腸胃，3042 推陳致新，3043 通利水穀，3044 調中化食，3045 安和五臧。3046 生山谷。

3047 亭歷，3048 味辛寒。3049 主癥瘕積聚、結氣、飲食、寒熱，3050 破堅。3051 一名大室，3052 一名大適。3053 生平澤及田野。

3054 桔梗，3055 味辛微溫。3056 主胸脅痛如刀刺、腹滿、腸鳴幽幽、驚恐悸氣。3057 生山谷。

3058 莨蕩子，3059 味苦寒。3060 主齒痛出蟲、肉痹、拘急，3061 使人健行，3062 見鬼，3063 多食，3064 令人狂走。3065 久服，3066 輕身，3067 走及奔馬，3068 強志，3069 益力，3070 通神。3071 一名橫唐。3072 生川谷。

3073 艸蒿，3074 味苦寒。3075 主疥搔、痂痒、惡創，3076 殺蝨，3077 留熱在骨節閒，3078 明目。3079 一名青蒿，3080 一名方潰。3081 生川澤。

3082 旋覆花，3083 味鹹溫。3084 主結氣、脅下滿、驚悸，3085 除水，3086 去五臧閒寒熱，3087 補中下氣。3088 一名金沸艸，3089 一名盛椹。3090 生川谷。

3091 藜蘆，3092 味辛寒。3093 主蠱毒、欬逆、洩利、腸澼、頭瘍、疥搔、惡創，3094 殺諸蠱毒，3095 去死肌。3096 一名葱苒。3097 生山谷。

3098 鉤吻，3099 味辛溫。3100 主金創乳痓、中惡風、欬逆上氣、水腫，3101 殺鬼注蠱毒。3102 一名野葛。3103 生山谷。

3104 射干，3105 味苦平。3106 主欬逆上氣、喉痹咽痛不得消息，3107 散急氣、腹中邪逆、食飲大熱。3108 一名烏扇，3109 一名烏蒲。3110 生川谷。

3111 蛇合，3112 味苦微寒。3113 主驚癇寒熱邪氣，3114 除熱、金創、疽痔、鼠瘻、惡創、頭瘍。3115 一名蛇銜。3116 生山谷。

3117 恒山，3118 味苦寒。3119 主傷寒、寒熱、熱發溫瘧、鬼毒、胸中痰結吐逆。3120 一名互艸。3121 生川谷。

3122 蜀漆，3123 味辛平。3124 主瘧及欬逆、寒熱、腹中癥堅、痞結、積聚邪氣、蠱毒、鬼注。3125 生川谷。

3126 甘遂，3127 味苦寒。3128 主大腹疝瘕、腹滿、面目浮腫、留飲宿食，3129 破癥堅積聚，3130 利水穀道。3131 一名主田。3132 生川谷。

3133 白斂，3134 味苦平。3135 主癰腫疽創，3136 散結氣，3137 止痛除熱，3138 目中赤，3139 小兒驚癇，3140 溫瘧，3141 女子陰中腫痛。3142 一名免核，3143 一名白艸。3144 生山谷。

3145 青葙子，3146 味苦微寒。3147 主邪氣、皮膚中熱、風搔、身痒，3148 殺三蟲。3149 子，3150 名艸決明，3151 療唇口青。3152 一名艸蒿，3153 一名萋蒿。3154 生平谷。

3155 雚菌，3156 味鹹平。3157 主心痛，3158 溫中，3159

去長患、白瘲、蟯蟲、蛇螫毒、癥瘕、諸蟲。3160 一名藋蘆。3161 生池澤。

3162 白及，3163 味苦平。3164 主癰腫、惡創、敗疽、傷陰、死肌、胃中邪氣、賊風、鬼擊、痱緩不收。3165 一名甘根，3166 一名連及艸。3167 生川谷。

3168 大戟，3169 味苦寒。3170 主蠱毒、十二水、腫滿急痛、積聚、中風、皮膚疼痛、吐逆。3171 一名卭鉅。

3172 澤漆，3173 味苦微寒。3174 主皮膚熱、大腹、水氣、四肢面目浮腫、丈夫陰氣不足。3175 生川澤。

3176 茵芋，3177 味苦溫。3178 主五藏邪氣、心腹寒熱、羸瘦、如瘧狀，3179 發作有時，3180 諸關節風溼痹痛。3181 生川谷。

3182 貫衆，3183 味苦微寒。3184 主腹中邪熱氣、諸毒，3185 殺三蟲。3186 一名貫節，3187 一名貫渠，3188 一名百頭，3189 一名虎卷，3190 一名扁符。3191 生山谷。

3192 蕘花，3193 味苦平寒。3194 主傷寒溫瘧，3195 下十二水，3196 破積聚、大堅、癥瘕，3197 蕩滌腸胃中留癖飲食、寒熱邪氣，3198 利水道。3199 生川谷。

3200 牙子，3201 味苦寒。3202 主邪氣熱氣、疥搔、惡瘍、創痔，3203 去白蟲。3204 一名狼牙。3205 生川谷。

3206 羊躑躅，3207 味辛溫。3208 主賊風在皮膚中淫淫痛、溫瘧、惡毒、諸痹。3209 生川谷。

3210 商陸，3211 味辛平。3212 主水張疝瘕痹，3213

熨除癰腫，3214 殺鬼精物。3215 一名蕮根，3216 一名夜
呼。3217 生川谷。

3218 羊蹄，3219 味苦寒。3220 主頭秃疥搔，3221 除
熱，3222 女子陰蝕。3223 一名東方宿，3224 一名連蟲陸，
3225 一名鬼目。3226 生川澤。

3227 萹蓄，3228 味辛平。3229 主浸淫、疥搔、疽痔，
3230 殺三蟲。3231 生山谷。

3232 狼毒，3233 味辛平。3234 主欬逆上氣，3235 破
積聚、飲食寒熱、水氣、惡創、鼠瘻、疽蝕、鬼精、
蠱毒，3236 殺飛鳥走獸。3237 一名續毒。3238 生山谷。

3239 白頭翁，3240 味苦溫。3241 主溫瘧、狂易、寒
熱、癥瘕積聚、癭氣，3242 逐血，3243 止痛，3244 療金
瘡。3245 一名野丈人，3246 一名胡王使者。3247 生山谷。

3248 鬼臼，3249 味辛溫。3250 主殺蠱毒、鬼注、精
物，3251 辟惡氣不祥，3252 逐邪，3253 解百毒。3254 一
名爵犀，3255 一名馬目毒公，3256 一名九臼。3257 生山
谷。

3258 羊桃，3259 味苦寒。3260 主熛熱、身暴赤色、
風水積聚、惡瘍，3261 除小兒熱。3262 一名鬼桃，3263
一名羊腸。3264 生川谷。

3265 女青，3266 味辛平。3267 主蠱毒，3268 逐邪惡
氣，3269 殺鬼溫瘧，3270 辟不祥。3271 一名雀瓢。

3272 連翹，3273 味苦平。3274 主寒熱、鼠瘻、瘰癧、
癰腫、惡創、癭瘤、結熱、蠱毒。3275 一名異翹，3276

一名蘭華，3277 一名軹，3278 一名三廉。3279 生山谷。

3280 閭茹，3281 味辛寒。3282 主蝕惡肉、敗創、死肌，3283 殺疥蟲，3284 排膿惡血，3285 除大風熱氣，3286 善忘不樂。3287 生川谷。

3288 烏韭，3289 味甘寒。3290 主皮膚往來寒熱，3291 利小腸、旁光氣。3292 生山谷石上。

3293 鹿藿，3294 味苦平。3295 主蠱毒、女子要腹痛不樂、腸癰、瘰癧、瘍氣。3296 生山谷。

3297 蚤休，3298 味苦微寒。3299 主驚癇、搖頭弄舌、熱氣在腹中、瘨疾、癰創、陰蝕，3300 下三蟲，3301 去蛇毒。3302 一名蚩休。3303 生川谷。

3304 石長生，3305 味鹹微寒。3306 主寒熱、惡創、火熱，3307 辟鬼氣不祥。3308 一名丹艸。3309 生山谷。

3310 陸英，3311 味苦寒。3312 主骨閒諸痹，3313 四肢拘攣疼酸、厀寒痛、陰痿、短氣不足、腳腫。3314 生川谷。

3315 藎艸，3316 味苦平。3317 主久欬上氣喘逆、久寒、驚悸、痂疥、白禿、瘍氣，3318 殺皮膚小蟲。3319 生川谷。

3320 牛扁，3321 味苦微寒。3322 主身皮創，3323 熱氣，3324 可作浴湯，3325 殺牛蝨小蟲，3326 又療牛病。3327 生川谷。

3328 夏枯艸，3329 味苦辛寒。3330 主寒熱瘰癧、鼠瘻、頭創，3331 破癥，3332 散癭結氣，3333 腳腫，3334

溼痹，3335 輕身。3336 一名夕句，3337 一名乃東。3338 生川谷。

3339 芫華，3340 味辛溫。3341 主欬逆上氣、喉鳴、喘、咽腫、短氣、蠱毒、鬼瘧、疝瘕、癰腫，3342 殺蟲魚。3343 一名去水。3344 生川谷。

3345 巴豆，3346 味辛溫，3347 主傷寒、溫瘧、寒熱，3348 破癥瘕、結聚堅積、留飲痰澼、大腹水張，3349 蕩練五藏六府，3350 開通閉塞，3351 利水穀道，3352 去惡肉，3353 除鬼毒蠱注邪物，3354 殺蟲魚。3355 一名巴叔。3356 生川谷。

3357 蜀茮，3358 味辛溫。3359 主邪氣欬逆，3360 溫中，3361 逐骨節皮膚死肌、寒溼痹痛，3362 下氣。3363 久服之，3364 頭不白，3365 輕身增年。3366 生川谷。

3367 皁莢，3368 味辛鹹溫。3369 主風痹死肌、邪氣、風頭、淚出，3370 利九竅，3371 殺精物。3372 生川谷。

3373 柳華，3374 味苦寒。3375 主風水黃疸，3376 面熱黑。3377 一名柳絮。3378 葉，3379 主馬疥痂創。3380 實，3381 主潰癰，3382 逐膿血。3383 子，3384 汁療渴。3385 生川澤。

3386 楝實，3387 味苦寒。3388 主溫疾、傷寒、大熱、煩狂，3389 殺三蟲疥瘍，3390 利小便水道。3391 生山谷。

3392 郁李仁，3393 味酸平。3394 主大腹水腫、面目四肢浮腫，3395 利小便水道。3396 根，3397 主齒齗腫、齲齒，3398 堅齒。3399 一名爵李。3400 生川谷。

3401 莽艸，3402 味辛溫。3403 主風頭癰腫、乳癰、
疝瘕，3404 除結氣疥搔，3405 殺蟲魚。3406 生山谷。

3407 雷丸，3408 味苦寒。3409 主殺三蟲，3410 逐毒
氣、胃中熱，3411 利丈夫，3412 不利女子。3413 作摩膏，
3414 除小兒百病。3415 生山谷。

3416 桐葉，3417 味苦寒。3418 主惡蝕創著陰。3419
皮，3420 主五痔，3421 殺三蟲。3422 華，3423 主傅豬創，
3424 飼豬，3425 肥大三倍。3426 生山谷。

3427 梓白皮，3428 味苦寒。3429 主熱，3430 去三蟲。
3431 葉，3432 擣傅豬創，3433 飼豬，3434 肥大三倍。3435
生山谷。

3436 石南，3437 味辛苦。3438 主養腎氣，3439 内傷，
3440 陰衰，3441 利筋骨皮毛。3442 實，3443 殺蠱毒，3444
破積聚，3445 逐風痺。3446 一名鬼目。3447 生山谷。

3448 黄環，3449 味苦平。3450 主蠱毒、鬼注、鬼魅、
邪氣在臧中，3451 除欬逆、寒熱。3452 一名凌泉，3453
一名大就。3454 生山谷。

3455 溲疏，3456 味辛寒。3457 主身皮膚中熱，3458
除邪氣，3459 止遺溺，3460 可作浴湯。3461 生山谷及田
野故邱虚地。

3462 鼠李，3463 主寒熱、瘰癧創。3464 生田野。

3465 藥實根，3466 味辛溫。3467 主邪氣諸痺疼酸，
3468 續絕傷，3469 補骨髓。3470 一名連木。3471 生山谷。

3472 欒華，3473 味苦寒。3474 主目痛淚出、傷眥，

3475 消目腫。3476 生川谷。

3477 蔓椒，3478 味苦温。3479 主風寒溼痹、癧節疼，3480 除四肢厥氣、膝痛。3481 一名家椒。3482 生川谷及邱冢閒。

3483 豚卵，3484 味苦温。3485 主驚癇、瘨疾、鬼注、蠱毒，3486 除寒熱、賁豚、五癃、邪氣、攣縮。3487 一名豚顛。3488 懸蹄，3489 主五痔、伏熱在腸、腸癰內蝕。

3490 麋脂，3491 味辛温。3492 主癰腫、惡創、死肌、寒風溼痹、四肢拘緩不收，3493 風頭腫氣，3494 通湊理。3495 一名官脂。3496 生山谷。3497，3498 鼺鼠，3499 主墮胎，3500 令人產易。3501 生平谷。

3502 六畜毛蹄甲，3503 味鹹平。3504 主鬼注、蠱毒、寒熱、驚癇、瘨痓、狂走。3505 駱駝毛，3506 尤良。

3507 蝦蟇，3508 味辛寒。3509 主邪氣，3510 破癥堅血、癰腫、陰創。3511 服之，3512 不患熱病。3513 生池澤。

3514 馬刀，3515 味辛微寒。3516 主漏下赤白、寒熱，3517 破石淋，3518 殺禽獸賊鼠。3519 生池澤。

3520 蛇蛻，3521 味鹹平。3522 主小兒百二十種驚癇、瘈瘲、瘨疾，3523 寒熱、腸痔、蟲毒、蛇癇。3524 火熬之，3525 良。3526 一名龍子衣，3527 一名蛇符，3528 一名龍子單衣，3529 一名弓皮。3530 生川谷及田野。

3531 邱蚓，3532 味鹹寒。3533 主蛇瘕，3534 去三蟲、

伏尸、鬼注、蠱毒，3535 殺長蟲，3536 仍自化作水。
3537 生平土。

3538 蠮螉，3539 味辛平。3540 主久聾、欬逆、毒氣、出刺出汗。3541 生川谷。

3542 吳蚣，3543 味辛溫。3544 主鬼注蠱毒，3545 噉諸蛇蟲魚毒，3546 殺鬼物老精、溫虐，3547 去三蟲。
3548 生川谷。

3549 水蛭，3550 味鹹平。3551 主逐惡血瘀血、月閉，
3552 破血瘕積聚，3553 無子，3554 利水道。3555 生池澤。

3556 班苗，3557 味辛寒。3558 主寒熱、鬼注、蠱毒、鼠瘻、惡創、疽蝕、死肌，3559 破石癃。3560 一名龍尾。3561 生川谷。

3562 貝子，3563 味鹹平。3564 主目翳、鬼注、蟲毒、腹痛、下血、五癃，3565 利水道，3566 燒用之，3567 良。3568 生池澤。

3569 石蠶，3570 味鹹寒。3571 主五癃，3572 破石淋，
3573 墮胎，3574 內解結氣，3575 利水道，3576 除熱。3577 一名沙蝨。3578 生池澤。

3579 雀甕，3580 味甘平。3581 主小兒驚癇、寒熱、結氣、蠱毒、鬼注。3582 一名躁舍。

3583 蜣螂，3584 味鹹寒。3585 主小兒驚癇、瘈瘲、腹張、寒熱，3586 大人瘨疾、狂易。3587 一名蛣蜣。
3588 火熬之，3589 良。3590 生池澤。

3591 螻蛄，3592 味鹹寒。3593 主產難，3594 出肉中

刺，3595 潰癰腫，3596 下哽噎，3597 解毒，3598 除惡創。
3599 一名蟪蛄，3600 一名天螻，3601 一名螜。3602 夜出
者良。3603 生平澤。

3604 馬陸，3605 味辛溫。3606 主腹中大堅癥，3607
破積聚、息肉、惡創、白禿。3608 一名百足。3609 生
川谷。

3610 地膽，3611 味辛寒。3612 主鬼注、寒熱、鼠瘻、
惡創、死肌，3613 破癥瘕，3614 墮胎。3615 一名蚖青。
3616 生川谷。

3617 鼠婦，3618 味酸溫。3619 主氣癃不得小便、婦
人月閉、血癥、癎痓、寒熱，3620 利水道。3621 一名
負蟠，3622 一名蛜威。3623 生平谷。

3624 熒火，3625 味辛微溫。3626 主明目、小兒火創、
傷熱氣、蠱毒、鬼注，3627 通神。3628 一名夜光。3629
生池澤。

3630 衣魚，3631 味鹹溫，3632 無毒。3633 主婦人疝
瘕、小便不利。3634 小兒中風、項強，3635 皆宜摩之。
3636 一名白魚，3637 生平澤。

3638 桃核仁，3639 味苦平。3640 主瘀血、血閉瘕邪，
3641 殺小蟲。3642 桃花，3643 殺注惡鬼，3644 令人好顏
色。3645 桃梟，3646 微溫，3647 主殺百鬼精物。3648 桃
毛，3649 主下血瘕寒熱、積寒無子。3650 桃蠹，3651
殺鬼邪惡不祥。3652 生川谷。

3653 杏核仁，3654 味甘溫。3655 主欬逆上氣、雷鳴、

喉痹下氣、産乳、金創、寒心、賁豚。3656 生川谷。

3657 腐婢，3658 味辛平。3659 主痎瘧、寒熱、邪氣、洩利、陰不起、病酒頭痛。3660 生漢中。

3661 苦瓠，3662 味苦寒。3663 主大水、面目四肢浮腫，3664 下水，3665 令人吐。3666 生川澤。

3667 水靳，3668 味甘平。3669 主女子赤沃，3670 止血養精，3671 保血脈，3672 益氣，3673 令人肥健，3674 嗜食。3675 一名水英。3676 生池澤。

3677 彼子，3678 味甘溫。3679 主腹中邪氣，3680 去三蟲、蛇螫、蠱毒、鬼注、伏尸。3681 生山谷。

檢 目 表

一畫

一 1
一名鴦肪 2
[乙] 2

二畫

二 3
十 3
七 3
入 3
人 3
人參 3
人銜 3
八 3
九 3
九臼 3
刀 3
力 4
又 4

三畫

【一】

三 5
三堅 5
三廉 5
[干] 5
土 5
土瓜 5
土蜂子 5
[丈] 5
丈夫 5
下 5
大 6
大札 6
大豆黃卷 6
大室 6
大戟 6
大黃 6
大黃蜂子 6
大棗 6
大就 6
大適 6
大蕺 6
大鹽 7

【丨】

上 7
口 7
山 7
山谷 7
山茱萸 7
山薊 7

【丿】

千 8
川 8
久 8
丸 9
夕句 9
凡 9
乃東 9

【乛】

尸 9
[己] 9
已 9
弓皮 9
也 9
女人 9
女子 9
女青 10
女貞實 10
女萎 10
女菀 10
女蘿 10
小 10
小艸 10
小辛 10
小便 10
子 10
子宮 11
子臧 11
子藏 11

四畫

【一】

[王] 12
王不留行 12
王瓜 12
王孫 12
王連 12
天 12
天名精 12
天門冬 12
天雄 12
天鼠屎 12

天螻 12
夫 12
元石 12
元芝 13
元參 13
不 13
不仁 13
[木] 13
木丹 13
木芝 13
木虻 13
木香 14
木蘭 14
五 14
五木耳 14
五石脂 14
五加皮 14
五味子 14
[支] 14
太乙餘糧 14
尤 14
互艸 14
巨句麥 14
巨勝 15
[牙] 15
牙子 15

【丨】

止 15
止行 15
少 15
日 15
中 15
中風 16
中惡 16
內 16

【丿】

牛 16
牛角鰓 16
牛扁 16
牛黃 16
牛棘 16
牛膝 16
毛 16
[升] 16
升推 17
升麻 17
夭 17
仁 17
化 17
斤 17

反 17
[分] 17
[公] 17
月 17
勿 17
丹 17
丹艸 17
丹芝 17
丹沙 18
丹參 18
丹雄雞 18
及 18

【丶】

[文] 18
文蛤 18
六 18
六畜毛蹄甲 18
[方] 18
方石 18
方潰 18
之 18
火 19
户 19
心 19
心縣 19

【乛】

引 19
巴豆 19
巴叔 19
巴戟天 19
孔 19
孔公孽 19
水 19
水玉 20
水芝 20
水芝丹 20
水英 20
水香 20
水華 20
水浚 20
水萍 20
水參 20
水蛭 20
水靳 20
水槐 20
水道 20
水銀 21
水蘇 21
水瀉 21

五畫

【一】

未 22
本 22
朮 22
[札] 22
[玉] 22
玉札 22
玉芝 22
玉泉 22
卬鉅 22
去 22
去水 22
甘 23
甘艸 23
甘根 23
甘遂 23
[艽] 23
可 23
石 23
石灰 23
石肝 23
石長生 24
石南 24
石韋 24
石珠 24
石流黃 24
石𡿺 24
石斛 24
石淋 24
石飴 24
石膏 24
石䗪 24
石⿸疒逢 24
石龍子 24
石龍芮 24
石龍芻 24
石膽 25
石鐘乳 25
石鯪 25
石⿰革庶 25
石蠶 25
平 25

【丨】

以 25
目 26
旦 26
[甲] 26
[田] 26
田野 26

兄 26
四 26

【丿】

生 26
代赭 28
仙 28
仍 28
白 28
白及 28
白水石 28
白石 28
白石英 28
白艸 28
白芝 28
白禿 28
白青 28
白英 28
白兔藿 28
白馬莖 29
白莔 29
白堊 29
白魚 29
白葛 29
白棘 29
白幕 29
白蒿 29
白膜 29
白僵蠶 29
白膠 29
白薇 29
白頭翁 29
白斂 29
白鮮 29
白蟲 30
[瓜] 30
瓜子 30
瓜蒂 30
令 30
乏 30
用 30
[句] 30
冬 30
冬灰 30
冬葵子 30

【丶】

主 30
主田 32
立 32
立制石 32
半 32

半夏 32
汁 32
必 32

【乛】

出 32
皮 33
皮膚 33
[加] 33
[矛] 33
母 33

六畫

【一】

戎鹽 34
老 34
地 34
地文 34
地骨 34
地參 34
地葵 34
地椹 34
地榆 34
地新 34
地輔 35
地熏 35
地樓 35
地膚子 35
地膽 35
地髓 35
地鼈 35
耳 35
芋 35
芍藥 35
芒芋 35
芎藭 35
[朴] 35
朴消 35
[杝] 36
在 36
有 36
百 36
百合 36
百足 36
百枝 36
百倍 36
百歲城中木 36
百頭 36
而 36
[灰] 36

成 36
死 37
臣 37
[夷] 37
邪 37
邪氣 37

【丨】

此 37
光 37
吐 38
因陳 38
肉 38
肉松容 38

【丿】

年 38
舌 38
先 38
竹葉 38
[休] 38
伏 38
伏苓 38
伏翼 39
[仲] 39
仰 39
自 39
[臼] 39
血 39
血脈 39
血閉 39
行 39
全 39
合 39
合和 39
合歡 40
肌 40
肌肉 40
肋 40
兆 40
各 40
名 40
色 41
多 41
孕 41

【丶】

[衣] 41
衣魚 41
亦 41
充 42

充蔚子 42
安 42
[羊] 42
羊桃 42
羊腸 42
羊蹄 42
羊躑躅 42
[米] 42
汗 42
池 42

【乛】

收 43
如 43
好 43
艸 43
艸決明 43
艸蒿 43
羽 43
羽䃍 43

七畫

【一一】

[玕] 44
弄 44
戒火 44
吞 44

【一丨】

走 44
赤 44
赤芝 44
赤箭 44
志 44
汞 44
[芙] 45
芫華 45
[芸] 45
[芮] 45
花 45
[芩] 45
[芝] 45
芳香 45
杜仲 45
杜若 45
杜衡 45
[杞] 45
杞根 45
杏核仁 45

[李] 46
車 46
車前子 46
[吾] 46
豆 46

【一丿】

豕首 46

【一乛】

折 46

【丨一】

步 46

【丨乛】

貝子 46
貝母 46
見 46
里 47
男子 47
足 47
[吻] 47
吸 47
吳茱萸 47
吳蚣 47
別羈 47

【丿一】

牡丹 47
牡狗陰莖 47
牡桂 47
牡蒙 47
牡蠣 47
利 48
禿 48

【丿丨】

兵 48
延 48
佐 48
伸 48
作 48
身 48
皁莢 49

【丿丿】

卮子 49

【丿乛】

［肛］ 49
肝 49
免核 49
免奚 49
角 50
狂 50
狂昜 50
［卵］ 50

【丶一】

序 50
辛 50
辛夷 50
辛矧 50
忘 50

【丶丶】

［羌］ 51
羌青 51
羌活 51
谷 51
冷 51
［沄］ 51
［沙］ 51
沙參 51
沙蝨 51
沃 52
決 52
決明子 52
弟 52

【丶乛】

良 52

【乛一】

君 52
即 52
即子 52
［尾］ 52
尿 52
［忌］ 52

【乛丿】

忍 53

【乛乛】

阪 53
防己 53
防風 53
防葵 53

八畫

【一一】

青 54
青分石 54
青芝 54
青盲 54
青琅玕 54
青葙子 54
青蒿 54
青翳 54
青蘘 54
表 54

【一丨】

長 55
長石 55
長蟲 55
者 55
其 55
取 55
苦 55
苦菜 56
苦瓠 56
苦參 56
若 56
[苡] 56
[苒] 56
苗 56
[英] 56
[苓] 56
茅根 56
林蘭 56
枝 56
枝葉 56
松 57
松肪 57
松脂 57
松膏 57
松羅 57
枸杞 57
枸忌 57
來 57
東 57
東方宿 57

或 57
刺 57

【一丿】

奇 57
奄閭子 57
奔 58

【一乛】

拘 58
拘急 58
拘攣 58

【丨一】

[叔] 58
虎 58
虎卷 58
虎掌 58
虎須 58
虎蘭 58

【丨乛】

果 58
昌陽 58
昌蒲 59
明 59
易 59
味 59
[呼] 60
固 60
固羊石 60
忠 60
岸 60
臥 60
[罔] 60

【丿一】

制 61
知 61
知母 61
物 61
和 61

【丿丨】

使 61
依 61
邱 61
邱蚓 61

邱陵 61
兒 61

【丿丿】

往 62
彼子 62
所 62

【丿丶】

舍 62
金 62
金芝 62
金沸 62
金沸艸 62
金創 62
命 62
乳 62

【丿乛】

肺氣 63
肢 63
肬 63
[肫] 63
肶 63
肪 63
肥 63
服 63
周 64
周升麻 64
周痹 64
[兔] 64
兔絲子 64
兔蘆 64
忽忽 64
[狗] 64
狗脊 64
狗精 64

【丶一】

夜 64
夜光 64
夜呼 65
府 65
疝 65
疝瘕 65
盲 65

【丶丨】

性 65

【丶丶】

卷 65
卷柏 65
並 65
法 65
泄 65
注 65
泣 66
[沸] 66
治 66
宗 66
定 66
宜 66
官脂 66
宛童 66
空 66
空艸 66
空青 66

【丶乛】

[房] 66
房木 66

【乛一】

門 67
屈 67
屈人 67
屈艸 67

【乛丨】

牀 67
狀 67

【乛丿】

[姑] 67
姑活 67
奸 67

【乛乛】

阿膠 67
附子 67
附支 67

九畫

【一一】

毒 68
毒藥 68

【一丨】

[城] 68
背 68
荆 68
[茸] 68
茜根 68
[萸] 68
茈胡 68
茱 68
草 69
草續斷 69
茵芋 69
[茱] 69
茯菟 69
[茹] 69
茹根 69
故 69
[胡] 69
胡王使者 69
胡枲 69
胡麻 69
面 69
[枯] 69
相 70
相反 70
相使 70
相畏 70
相殺 70
相須 70
相惡 70
[柚] 70
枳實 70
柞蟬 70
[柏] 70
柏實 70
[柳] 70
柳華 70
柳絮 70
[南] 71
耐 71
[勃] 71
要 71

【一丿】

[威] 71
郁李仁 71
厚 71
厚朴 71
虺 71
殃 71

【一乛】

持 71
括 71
括樓根 72

【丨一】

［貞］ 72
虐 72

【丨丨】

［韭］ 72

【丨乛】

眇 72
［畏］ 72
胃 72
胃痹 72
思僊 72
品 72
咽 72
咳 73
［虻］ 73
幽幽 73

【丿一】

［香］ 73
香蒲 73
［矧］ 73
重 73
重臺 73

【丿丨】

［便］ 73
保 73
俛 73
信 73
侵 73
侯桃 74
［泉］ 74
鬼 74
鬼目 74
鬼臼 74
鬼注 74
鬼桃 74
鬼卿 74
鬼蓋 74
鬼督郵 74
鬼箭 74
岣 74

【丿丿】

後 75

【丿丶】

俞 75
卻蟬艸 75
采 75
食 75
［瓫］ 75

【丿乛】

胎 75
負蟠 75
急 75
風 75
風痓 76
風痹 76
風攣 76

【丶一】

亭歷 76
度 76
疥 76
疫 76
［疢］ 76
音 76

【丶丨】

恒山 76

【丶丿】

炮 77

【丶丶】

美 77
［前］ 77
［首］ 77
洒 77
洩 77
洩利 77
洗 77
洗洗 77
活 77
津 77
宣 77
［室］ 77

【丶乛】

［扁］ 78
扁青 78
扁符 78
神 78
神明 78
神屋 78
神僊 78

【乛一】

［屋］ 78
［屎］ 78
皆 78

【乛丨】

［韋］ 79
眉 79

【乛丿】

怒 79
蚤休 79

【乛丶】

勇 79
［枲］ 79
枲耳實 79
飛 79
飛廉 79
飛輕 79
柔 79

十畫

【一一】

馬 80
馬刀 80
馬目毒公 80
馬先蒿 80
馬辛 80
馬尿蒿 80
馬莧 80
馬陸 80
秦艽 80
秦皮 80
秦茉 80
［珠］ 80
班苗 80

【一丨】

恚 81
起 81
[耆] 81
恐 81
華 81
[莨] 81
莽艸 81
[莢] 81
莖 81
[莧] 81
莧實 81
荼艸 81
莨蕩子 82
真 82
[夏] 82
夏枯艸 82
[桂] 82
桔梗 82
[桓] 82
桐葉 82
[格] 82
[桃] 82
桃毛 82
桃花 82
桃核仁 82
桃梟 82
桃蠹 82
核 83
根 83
鬲 83
[酌] 83
配合 83

【一丿】

脣 83
原 83
破 83

【一乛】

致 83

【丨乛】

眩 84
時 84
畢石 84
哽 84
骨 84
骨髓 84
蚖青 84
蚑 84
[蚣] 84

蚸威 84
[蚓] 84
剛前 84

【丿一】

眚 84
氣 85

【丿丨】

候 85
倍 85
射干 85
射罔 86
臭 86
息 86
息肉 86
禹餘糧 86
烏 86
烏韭 86
烏扇 86
烏喙 86
烏蒲 86
烏賊魚骨 86
烏頭 86

【丿丿】

殺 86
徐長卿 87
殷孽 87

【丿丶】

飢 87
[翁] 87
豺羽 87
豺漆 87
[奚] 87
奚毒 87
脊 87

【丿乛】

脛 87
脈 88
胸 88
脂 88
脇 88
狼 88
狼牙 88
狼毒 88
[卿] 88

留 88
[䶉] 88

【丶一】

衰 88
病 89
疸 89
疽 89
疾 89
[疹] 89
疼 89
痂 89
[唐] 89
旁 89
旁光 89
旁通 89
欬 89
欬逆 90
[畜] 90

【丶丨】

悍 90
悅 90

【丶丶】

羖羊角 90
粉錫 90
迷 90
逆 90
益 90
益母 91
益明 91
益智 91
兼 91
凌泉 91
酒 91
酒皻 91
消 91
消石 91
消息 91
消渴 91
涅石 91
海蛤 92
海藻 92
涎 92
浮 92
[流] 92
浴 92
涕 92
浸淫 92
[浚] 92

家 92
家椒 92
[宮] 92
[容] 92

【丶乛】

[扇] 92
祥 93

【乛一】

[屑] 93
弱 93
㽞 93

【乛丨】

將 93
蚩休 93

【乛丿】

恕 93
炮 93
桑 93
桑上寄生 93
桑耳 93
桑根白皮 93
桑螵蛸 94
脅 94

【乛丶】

能 94

【乛乛】

除 94
[孫] 94

十一畫

【一一】

[理] 95
理石 95
[琅] 95

【一丨】

著 95
萋蒿 95
[菌] 95
菌桂 95
[萎] 95

[萸] 95
萆薢 95
菜 95
[菟] 95
[萄] 96
[萍] 96
[菀] 96
[勒] 96
[梗] 96
梅實 96
梓白皮 96
[麥] 96
麥句薑 96
麥門冬 96
[連] 96
連木 96
連及艸 96
連母 96
連翹 96
連蟲陸 97
乾 97
乾地黃 97
乾漆 97
乾薑 97
乾歸 97
堅 97
[堊] 97

【一丿】

盛 97
盛椹 97
[瓠] 97
帶下 97
逐 98

【一丶】

[雪] 98

【一乛】

排 98
[推] 98
推陳致新 98

【丨一】

眥 98
鹵鹽 98
虛 98
處 98

【丨丶】

雀瓢 98
雀甕 99
常 99

【丨乛】

眼 99
敗 99
敗醬 99
[野] 99
野丈人 99
野葛 99
野蓼 99
野蘭 99
異翹 99
署 99
[啄] 99
唾 99
患 100
[蛄] 100
蚔母 100
蛇 100
蛇合 100
蛇米 100
蛇牀子 100
蛇符 100
蛇蛻 100
蛇銜 100
崩 100
崩中 100

【丿一】

[郵] 100
造 100
動 101
[符] 101
第 101

【丿丨】

偏 101
偏枯 101
假蘇 101
健 101
貨母 101
鳥 101

【丿丿】

得 101
船 101

【丿丶】

欲 101

【丿乛】

[豚] 102
豚卵 102
豚顛 102
脛 102
脫 102
脫肛 102
魚 102
猘狗 102
[斛] 102

【丶一】

旋華 102
旋覆花 102
麻 102
麻子 103
麻豆 103
麻勃 103
麻蕡 103
麻黃 103
鹿角膠 103
鹿茸 103
鹿韭 103
鹿腸 103
鹿藿 103
痔 103
痓 103
痃 103
痎瘧 103
痒 104
產 104
商陸 104

【丶丨】

情 104
悸 104

【丶丶】

羚羊角 104
淋 104
淋露 104
淋瀝 104
[涑] 104
淮木 104
淫 104
淫羊藿 104

淫淫 105
涼 105
液 105
淤 105
淚 105
[渠] 105
梁 105
[寄] 105
寄屑 105
宿 105

【丶乛】

視 105

【乛一】

閉 105
閉塞 106
張 106
強 106

【乛丿】

[婢] 106
婦 106

【乛丶】

通 106
通艸 106
通利 106
[參] 106

【乛乛】

[陸] 107
陸英 107
[陵] 107
陵游 107
陵蠡 107
陳 107
陰 107
陰痿 107
陰蝕 107
細辛 107
細草 107

十二畫

【一丨】

款 108
款冬花 108
項 108
[貢] 108

賁肫 108
賁豚 108
[越] 108
堤 108
煮 108
散 108
[戟] 108
黃 108
黃芩 109
黃芝 109
黃食石 109
黃耆 109
黃疸 109
黃連 109
黃環 109
[葙] 109
惑 109
葽繞 109
[葳] 109
[葢] 109
葉 109
葛根 109
萬歲 110
[葛] 110
葛根 110
葛穀 110
葡萄 110
葱苒 110
葱實 110
[蒂] 110
落 110
落首 110
萱 110
萹 110
萹蓄 110
[葵] 110
棟 110
[椒] 111
析 111
析蓂子 111
極 111
[棘] 111
棘菀 111
棘鍼 111
[棗] 111
軹 111
軼 111
粟 111
粟米 111
腎氣 111

【一丿】

[磾] 111
雁肪 112
雁啄實 112
厥 112
[雄] 112
雄黃 112
尰 112

【一丶】

雲母 112
雲沙 112
雲英 112
雲珠 112
雲華 112
雲液 112
雲實 112

【一乛】

搔 113

【丨一】

紫丹 113
紫石英 113
紫艸 113
紫芙 113
紫芝 113
紫菀 113
紫參 113
紫葳 113
虛 113
虛勞 113

【丨丶】

[掌] 113

【丨乛】

暑 114
景天 114
喎僻 114
喘 114
喉 114
喉痹 114
喉痺 114
[喙] 114
啼 114
單 114
跌 114
蛣蜣 114
蛭 114
蛞蝓 114

[蛤] 115
黑 115
黑芝 115

【丿一】

無 115
無姑 115
黍 115
黍米 115
棃蓋 115
短 115
智 115
等 115
筋 115
筋根華 115
筋骨 116

【丿丨】

傅 116
傅致膠 116
傍 116
焦 116
衆 116

【丿丿】

復 116
[須] 116
須丸 116

【丿丶】

[鉅] 116
鈆 116
鈎吻 117
飲 117
禽 117
創 117
爲 117

【丿乛】

脾 117
脾氣 117
勝 117
猳豬屎 117

【丶一】

[就] 117
[童] 118
童子 118
痞 118
痓 118

痢 118
痛 118

【丶丶】

善 118
曾青 118
[遂] 118
勞 119
湊理 119
減 119
湯 119
渴 119
溲疏 119
[游] 119
寒 119
寒熱 120
寓木 120
寐 120

【丶乛】

補 120

【乛一】

開 120
閒 121
[犀] 121
犀角 121

【乛丨】

[疏] 121

【乛丿】

媚 121

【乛丶】

發 121

【乛乛】

貫渠 121
貫衆 121
貫節 121
[絮] 121
陽 121
陽起石 122
結 122
絡 122
絡石 122
絕 122
[絲] 122

十三畫

【一一】

魂 123
魂常 123
魂魄 123

【一丨】

填 123
勢 123
聘 123
斟酌 123
[靳] 123
蓍實 123
[幕] 123
夢 123
[蒿] 123
蒺藜子 124
蓄 124
[蒲] 124
蒲黃 124
[蒙] 124
[蒖] 124
蒸 124
[椹] 124
楝實 124
楊柳 124
[槐] 124
槐實 124
[榆] 124
榆皮 124
絜 124
惡 125
惡疢 125

【一、】

雷 125
雷丸 125
[零] 125
零榆 125

【一乛】

搗 125
搖 125

【丨一】

[督] 125
歲 126

【丨、】

當 126
當道 126
當歸 126

【丨乛】

睢 126
賊 126
賊風 126
遏 126
嗜 126
鳴 126
蛸 126
蜂 126
蜂子 126
蜂腸 127
[蛲] 127
蛲螂 127
[蛻] 127
過 127
署豫 127
蜀羊泉 127
蜀茉 127
蜀棗 127
蜀漆 127

【丿一】

節 127
節華 127

【丿丨】

傷 128
傷中 128
傷寒 128
鼠 128
鼠李 128
鼠沄 128
鼠姑 128
鼠婦 128
鼠蓂 128
鼠瘻 128
[鼂] 128
魁蛤 128

【丿丿】

微 129

【丿丶】

鉛丹 129
愈 129
亂 129
飼 129

飽 129
[飴] 129

【丿乛】

腰 129
腸 129
腸澼 130
腸癖 130
腫 130
腹 130
腳 130
解 130
解錫 130
解離 130
解蠡 130

【丶一】

[廉] 131
痱 131
痹 131
瘘 131
痺 131
瘀 131
瘀血 131
痰 131
意 131
新 131

【丶丨】

慎火 131

【丶丿】

煩 132

【丶丶】

煎 132
道 132
慈石 132
溼 132
溼痹 132
滑石 132
溫 132
溫瘧 133
滌 133
溢 133
溺 133
塗 133
[塞] 133

【乛一】

辟 133

【乛丨】

違越 133

【乛乛】

經 134

十四畫

【一一】

熬 135

【一丨】

[臺] 135
壽 135
遠志 135
聚 135
蔓 135
蔓荆實 135
蔓椒 135
蔑析 135
蓬 135
蓬虆 135
[蔚] 135
蓼 136
蓼實 136
[皶] 136
皶鼻 136
[輔] 136
輕 136
酸 136
酸棗 136
酸醬 137

【一丿】

厭 137
臧 137

【一丶】

爾 137

【一乛】

鳶尾 137

【丨一】

雌 137
雌黃 137

【丨丨】

蜚虻 137
蜚零 137
蜚廉 138

【丨乛】

嘔吐 138
鳴 138
蜥易 138
[蜱] 138

【丿一】

種 138
[熏] 138

【丿丨】

[僊] 138
僞 138
鼻 138
魄 138
魅 138

【丿丿】

[衙] 139

【丿丶】

銅 139
銅芸 139
銀 139
餌 139
蝕 139
蝕肬 139

【丿乛】

[膜] 139
膈 139
膀光熱結 139

【丶一】

說 140
裹 140
槀本 140
膏 140
腐婢 140
腐腸 140
瘈瘲 140
瘧 140
瘧疾 140

瘍 140
[瘦] 140
瘕 140
[適] 140
竭 140
端緒 141

【丶丿】

熒火 141

【丶丶】

精 141
精光 141
精神 141
漬 141
漢 141
滿 141
漆 141
漏下 141
漏蘆 142
瘵 142
蜜 142
蜜蠟 142
寤 142

【乛一】

[間] 142
間茹 142

【乛丿】

頗 142

【乛丶】

熊脂 142

【乛乛】

障 142
障氣 142
[緒] 143

十五畫

【一一】

慧 144
[駝] 144

【一丨】

髮 144
髮髲 144
[髲] 144
增 144
熱 144
熱中 145
穀 145
穀菜 145
憂 145
蕘 145
蕘花 145
蕡 145
蕤核 145
[蕺] 145
[蕪] 145
蕪荑 145
蕩 145
蕩滌 145
蕅實莖 145
樗雞 145
樓 146
[赭] 146
鞍 146
醋醬 146

【一丿】

鴈 146
豬 146
豬苓 146

【丨一】

劇艸 146
膚 146
膚青 146

【丨乛】

瞋怒 146
瞑 147
暴 147
噉 147
噎 147
踒 147
踒折 147
[蝠] 147
蝭母 147
蝟皮 147
蝓 147
[蝍] 147
蝙蝠 147
蝦蟇 147

蝦蟇藍 147
蝨 147

【丿一】

［箭］ 148

【丿丨】

［僵］ 148
［僻］ 148

【丿丿】

衛矛 148

【丿丶】

餘 148

【丿乛】

［膠］ 148
魯果能 148

【丶一】

諸 148
調 149
熟 149
摩 149
瘨 149
瘨癇 149
瘡 149
瘤 149
［齊］ 149
實 149

【丶丨】

慚 149

【丶丿】

熛 149

【丶丶】

養 150
漬 150
潤澤 150

【丶乛】

鴆 150

【乛一】

熨 150

【乛丨】

漿 150

【乛丶】

[豫] 150

【乛乛】

墮 150
練 151
緩 151
樂 151

十六畫

【一一】

駱駝毛 152
螯 152

【一丨】

熹 152
螢 152
[薅] 152
薤 152
燕 152
燕屎 152
[薑] 152
薑石 152
[蕃] 152
[薇] 152
薇銜 153
薇蕪 153
[薊] 153
[薢] 153
薏苡仁 153
薂薅 153
頭 153
頭風 153
橫唐 153
橘皮 153
橘柚 153
機 153
賴 153
[瓢] 154
翮 154
橐吾 154

【一丿】

[歷] 154
歷節痛 154

【一丶】

霍亂 154

【一乛】

頸 154

【丨一】

齒 154

【丨乛】

[縣] 154
遺 155
[螉] 155
[蹄] 155

【丿一】

積 155
積雪艸 155
積聚 155

【丿丿】

[衡] 155

【丿丶】

錫 155

【丿乛】

龜甲 155
鮀魚甲 156
[鯰] 156
獨活 156

【丶一】

瘻 156
瘰癧 156
瘲 156
瘳 156
癃 156
癃閉 156
[龍] 156
龍子衣 156
龍子單衣 156
龍芝 156
龍豆 157
龍沙 157
龍尾 157

龍珠 157
龍骨 157
龍眼 157
龍棗 157
龍膽 157
龍鬚 157

【丶丿】

燒 157
營實 157

【丶丶】

凝水石 157
澤 158
澤漆 158
澤蘭 158
澤瀉 158
澼 158

【乛一】

選 158

【乛乛】

隨 158

十七畫

【一一】

[環] 159

【一丨】

戴糝 159
螌 159
聲 159
聰 159
[藍] 159
藍實 159
藏 159
藿菌 159
藿蘆 159
藎艸 160
鞠華 160
艱難 160
檀桓 160
擊 160
臨 160

【一丿】

翳 160
磷石 160

【丨乛】

顆涷 160
［螬］ 160
螵 160
［螻］ 160
螻蛄 160
蟅蟲 161
還 161

【丿丶】

鍊 161
［鍼］ 161
［斂］ 161
爵李 161
爵牀 161
爵犀 161

【丿乛】

膿 161
膽 161
鮦魚 161
［鮮］ 161

【丶一】

糜銜 162
應 162
麋脂 162
療 162
癇 162
癎 162
［甕］ 162

【丶丶】

［糝］ 162
濕 162
澀 162

【乛一】

檗木 162

【乛丨】

牆麻 163
牆薇 163

【乛丶】

［翼］ 163

【乛乛】

縮 163

十八畫及以上

【一丨】

鬄 164
[翹] 164
翹根 164
[鹽] 164
鞠 164
[藿] 164
[蘆] 164
藟 164
[虆] 164
藚 164
蘿 164
蘭 164
蘭草 164
蘭華 165
蘭根 165
藥 165
藥實根 165
[藜] 165
藜灰 165
藜蘆 165
[孽] 165
[蘇] 165
[蘘] 165
藙 165
蘼蕪 165
蘵 165
[藻] 165
[蘄] 166
[歡] 166
歡樂 166
驚 166
驚悸 166
驚癇 166
難 166
[顛] 166
顛勒 166
蠹 166
覆 166
覆盆 166

【一丿】

魘 166
靨 167

【一丶】

[露] 167
露蜂房 167

【一乛】

攝 167
[蠶] 167

【丨一】

齗 167
齲齒 167
鹹 167

【丨乛】

瞿麥 167
懸蹄 168
鼺鼠 168
獸 168
蠮螉 168
躁舍 168
[躅] 168
[蠟] 168
蟯蟲 168
蟦蠐 168
蟪蛄 168
[蠣] 168
蠣蛤 168
[蟬] 168
[蟠] 168
[蹢] 168
[蠐] 169
蠐螬 169
蝨 169
蠱 169
蠱毒 169
髓 169
體 169
[羈] 169
[羅] 169

【丿一】

鵠瀉 169

【丿丨】

礜石 170
邊 170
[歸] 170
顫 170

【丿丶】

鐵 170
鐵落 170
鐵精 170
[鐘] 170
鏡 170
鎔化 170
雞 170
雞子 170
雞齊根 170
雞頭實 171

【丿乛】

臚張 171
臘 171
[鯪] 171
[[illegible]] 171
鯉魚 171
蟹 171

【丶一】

護羌使者 171
麝香 171
癧 171
癲 171
癥 171
癥結 172
癥瘕 172
癭 172
癭氣 172
癬 172
癖 172
癩 172
癮疹 172
癰 172
[離] 172
離母 172
顏 172
聾 173
羸 173
羸瘦 173

【丶丿】

爛 173

【丶丶】

糯 173
[糧] 173
[鼈] 173
鼈甲 173
瀝 173

[瀉] 173
窽 173

【乛一】

闗 174
闗格 174
闗節 174
屬折 174
躄 174

【乛丨】

[醬] 174

【乛丶】

[鶩] 174

【乛乛】

[蠡] 174
蠡魚 174
蠡實 174
[繞] 174
續 174
續毒 175
續斷 175
欒華 175
孿 175
變 175
[斷] 175

索引

一畫

一(311)： 2，10，16，26，27，30，31，64，127，291，292，293，294，295，296，311，329，371，413，482，491，504，505，516，541，553，566，576，588，589，590，608，619，633，634，635，646，668，677，691，692，693，708，709，710，721，730，742，759，781，782，798，799，800，822，833，843，855，865，876，885，907，919，929，939，940，941，942，943，955，976，996，1008，1009，1019，1025，1026，1027，1037，1038，1039，1054，1066，1089，1090，1101，1111，1121，1129，1130，1150，1160，1166，1173，1183，1184，1185，1190，1223，1243，1260，1290，1291，1307，1308，1309，1310，1331，1341，1354，1376，1396，1397，1398，1409，1410，1411，1423，1440，1459，1511，1518，1571，1587，1606，1614，1624，1631，1638，1656，1698，1712，1723，1737，1762，1780，1789，1790，1915，1955，1962，1972，1983，2002，2014，2038，2039，2048，2055，2065，2066，2073，2084，2091，2112，2113，2114，2124，2131，2153，2154，2155，2156，2157，2158，2159，2160，2165，2172，2180，2187，2193，2204，2205，2215，2216，2230，2231，2236，2252，2259，2267，2268，2274，2293，2301，2317，2322，2323，2330，2335，2336，2337，2338，2347，2348，2353，2386，2435，2440，2448，2449，2495，2511，2517，2528，2534，2541，2602，2633，2634，2646，2669，2699，2707，2712，2733，2743，2929，2934，2935，2936，2950，2958，2982，2987，3006，3007，3008，3016，3022，3023，3051，3052，3071，3079，3080，3088，3089，3096，3102，3108，3109，3115，3120，3131，3142，3143，3152，3153，3160，3165，3166，3171，3186，3187，3188，3189，3190，3204，3215，3216，3223，3224，3225，3237，3245，3246，3254，3255，3256，3262，3263，

3271，3275，3276，3277，3278，3302，3308，3336，3337，3343，3355，3377，3399，3446，3452，3453，3470，3481，3487，3495，3526，3527，3528，3529，3560，3577，3582，3587，3599，3600，3601，3608，3615，3621，3622，3628，3636，3675

一名鶩肪(1)： 1557

[乙]（見″太乙餘糧″）

二畫

二(12)：2，10，16，30，346，1662，1792，2316，2601，3170，3195，3522

十(15)：2，10，16，24，25，84，346，428，1662，2047，2316，2601，3170，3195，3522

七(6)：43，119，346，959，1728，2305

入(3)：65，897，1143

人(48)：6，11，309，364，450，897，916，918，966，1005，1065，1105，1159，1201，1298，1319，1466，1472，1506，1579，1680，1733，1775，1919，2071，2090，2108，2130，2192，2263，2284，2305，2392，2499，2547，2680，2741，2779，2967，3061，3064，3500，3586，3619，3633，3644，3665，3673（另見"女人"、"屈人"、"野丈人"）

人參(2)：148，493

人銜(1)：504

八(1)：755

九(18)：31，319，377，391，447，476，700，728，828，1381，1664，1977，2089，2228，2257，2719，2942，3370

九臼(1)：3256

刀(1)：3056（另見"馬刀"）

力(15)： 523，559，662，683，704，777，985，1007，1650，1678，1694，1718，1759，2178，3069

又(3)： 31，52，3326

三畫

【一】

三(33)：24，25，30，31，310，451，511，676，905，1486，2001，2011，2434，2446，2465，2493，2678，2818，2949，3035，3148，3185，3230，3300，3389，3409，3421，3425，3430，3434，3534，3547，3680

三堅(1)：2113

三廉(1)：3278

[干]（見"射干"）

土(4)：56，1943，2940，3537

土瓜(1)：2301

土蜂子(1)：1585

[丈]（見"野丈人"）

丈夫(2)：3174，3411

下(83)：16，23，88，95，106，320，363，399，435，449，603，673，676，736，915，923，990，1014，1032，1141，1250，1326，1392，1420，1438，1457，1472，1514，1544，1591，1637，1730，1766，1771，1946，1978，2011，2025，2047，2123，2136，2150，2186，2214，2289，2313，2315，2316，2361，2384，2390，2417，2426，2490，2538，2576，2609，2638，2666，2685，2705，

2717，2731，2747，2765，2784，2809，2819，2941，2971，3020，3035，3039，3084，3087，3195，3300，3362，3564，3596，3649，3655，3664（另見″帶下″、″漏下″）

大(47)： 101，105，107，124，399，746，949，973，1125，1239，1335，1437，1466，1472，1637，1666，1756，1765，1954，2043，2052，2142，2258，2321，2324，2329，2357，2453，2599，2732，2758，2932，2970，3012，3107，3128，3174，3196，3285，3348，3388，3394，3425，3434，3586，3606，3663

大札(1)： 590

大豆黃卷(2)： 1900，2755

大室(1)： 3051

大戟(2)： 2852，3168

大黃(2)： 2835，3037

大黃蜂子(1)： 1582

大棗(2)： 259，1658

大就(1)： 3453

大適(1)： 3052

大蕺(1)： 799

大鹽(2)： 2825，2966

【丨】

上(38)： 2，9，93，108，128，284，315，406，473，690，846，1071，1138，1258，1264，1531，1625，1630，1768，2022，2047，2070，2081，2220，2275，2315，2334，2361，2412，2662，3000，3100，3106，3234，3292，3317，3341，3655（另見"桑上寄生"）

口(7)： 848，923，990，1326，1946，2810，3151

山(4)： 403，668，2056，2362（另見"恒山"）

山谷(131)： 281，297，312，321，330，340，349，360，372，384，396，414，422，432，443，456，469，506，517，554，600，656，669，722，731，743，752，760，811，877，880，886，956，969，1010，1020，1076，1167，1174，1186，1215，1224，1261，1270，1281，1292，1323，1332，1342，1355，1386，1424，1434，1478，1502，1572，1588，1597，1687，1916，1923，1932，1950，1956，1963，1973，1979，1984，2003，2015，2067，2092，2138，2181，2217，2223，2232，2260，2269，2275，2280，2310，2339，2349，2409，2436，2496，2512，2529，2535，2542，2552，2620，2635，2647，2930，2937，2953，2959，2977，2995，3009，3017，3029，3036，3046，3057，3097，3103，3116，3144，3191，3231，3238，3247，3257，3279，3292，3296，3309，3391，3406，3415，3426，3435，3447，3454，3461，3471，3496，3681

山茱萸(2)： 1865，2488

山薊(1)： 553

【丿】

千(1)： 411

川(132)： 492，528，542，567，577，609，627，636，711，772，783，789，801，898，908，920，930，977，1028，1040，1047，1055，1060，1067，1112，1131，1151，1161，1191，1205，1236，1247，1255，1349，1369，1399，1412，1441，1450，1460，1490，1725，1743，1791，2019，2030，2040，2049，2056，2074，2103，2115，2125，2132，2144，2161，2173，2188，2194，2206，2237，2243，2253，2285，2331，2354，2358，2362，2366，2371，2379，2387，2441，2450，2461，2474，2487，2502，2518，2594，2613，2640，2695，2708，2713，2720，2726，2734，2744，2754，2789，2983，3024，3072，3081，3090，3110，3121，3125，3132，3167，3175，3181，3199，3205，3209，3217，3226，3264，3287，3303，3314，3319，3327，3338，3344，3356，3366，3372，3385，3400，3476，3482，3530，3541，3548，3561，3609，3616，3652，3656，3666

久(148)： 6，19，278，289，305，338，356，367，380，393，407，417，420，429，436，452，467，479，487，502，513，526，539，550，563，574，583，595，605，615，623，631，644，654，664，674，685，705，718，726，739，757，768，776，787，796，808，819，830，840，852，862，874，882，891，906，917，924，935，947，967，974，984，994，1006，1015，1035，1044，1064，1086，1097，1109，1118，1135，1146，1158，1171，1178，1202，1212，1221，1231，1240，1251，1258，1267，1277，1287，1304，1318，1328，1338，1346，1367，1383，1391，1421，1431，1447，1455，1474，1487，1499，1509，1516，1553，1568，1578，1602，1612，1644，1652，1669，1683，1696，1708，1721，1734，1748，1758，1778，1785，1929，1941，1961，2013，2027，

2034，2109，2200，2292，2394，2471，2482，2494，2509，2524，2548，2580，2591，2619，2740，2813，2943，3065，3317，3363，3540

丸(2)： 59，2582（另見"須丸"、"雷丸"）

夕句(1)： 3336

凡(1)： 43

乃東(1)： 3337

【一】

尸(4)： 512，2948，3534，3680

[己]（見"防己"）

已(3)： 76，78，2047

弓皮(1)： 3529

也(3)： 31，50，1235

女人(4)： 1127，1521，2168，2576

女子(29)： 121，352，363，427，630，881，1259，1353，1470，1514，1601，1620，2128，2240，2352，2404，2533，2538，2601，2673，2685，2952，2957，2976，3141，3222，3295，3412，3669

女青(2)： 2866，3265

女貞實(2)： 235，1425

女萎(2)： 156，592

女菀(2)： 1850，2359

女蘿(1)： 2534

小(27)： 386，954，1374，1385，1402，1465，1470，1472，1611，1901，2413，2661，2677，2685，2764，3139，3261，3291，3318，3325，3414，3522，3581，3585，3626，3634，3641

小艸(1)： 707

小辛(1)： 730

小便(32)： 107，353，642，981，1034，1085，1116，1177，1327，1335，1420，1464，1623，1747，1756，2007，2101，2118，2137，2142，2177，2212，2258，2273，2329，2626，2706，2776，3390，3395，3619，3633

子(29)： 33，175，287，364，428，881，897，965，1506，1619，1695，1969，2071，2122，2352，2405，2559，2600，2673，2692，2711，2725，2732，2928，2980，3149，3383，3553，3649（另見"土蜂子"、"大黃蜂子"、"女子"、"五味子"、"牙子"、"石龍子"、"瓜子"、"冬葵子"、"地膚子"、"充蔚子"、"車前子"、"貝子"、"男子"、"巵子"、"決明子"、"即子"、"青葙子"、"奄閭子"、

″彼子″、″兔絲子″、″附子″、″莨蕩子″、″蛇牀子″、″麻子″、″析蓂子″、″童子″、″蒺藜子″、″蜂子″、″龍子衣″、″龍子單衣″、″雞子″）

子宮(1)： 427

子臧(1)： 1967

子藏(1)： 1299

四畫

【一】

[王]（見″胡王使者″）

王不留行(2)： 212，1206

王瓜(2)： 1841，2295

王孫(2)： 1851，2363

王連(1)： 919

天(2)： 4，1881（另見″巴戟天″、″景天″）

天名精(2)： 193，1029

天門冬(2)： 149，507

天雄(2)： 2831，3010

天鼠屎(1)： 2628

天螻(1)： 3600

夫(1)： 101（另見″丈夫″）

元石(1)： 1955

元芝(1)：833

元參(2)：1819，2126

不(154)：6，8，19，49，65，67，83，84，88，107，279，307，308，310，327，366，382，394，401，409，417，426，439，455，463，468，481，540，552，558，570，594，599，603，625，626，655，666，672，687，698，703，706，719，746，771，788，797，809，818，820，831，841，853，863，875，892，918，923，928，1001，1018，1023，1073，1087，1096，1099，1177，1222，1233，1269，1278，1289，1306，1321，1330，1335，1339，1374，1433，1449，1463，1472，1489，1500，1528，1552，1554，1563，1570，1581，1595，1611，1613，1654，1665，1685，1697，1710，1722，1742，1760，1777，1931，1942，1946，1953，1961，1970，1971，1976，2013，2090，2118，2151，2203，2241，2272，2278，2284，2375，2407，2472，2507，2526，2555，2565，2571，2598，2610，2612，2618，2624，2638，2793，2804，2994，3106，3164，3174，3251，3270，3286，3295，3307，3313，3364，3412，3492，3512，3619，3633，3651，3659（另見"王不留行"）

不仁(2)：1498，2751

[木]（見"五木耳"、"百歲城中木"、"房木"、"連木"、"淮木"、"寓木"、"櫱木"）

木丹(1)：2440

木芝(1)：876

木虻(2)：1894，2709

木香(2)： 162，648

木蘭(2)： 236，1435

五(81)： 16，24，25，30，51，71，119，144，272，286，300，309，317，333，442，475，495，520，682，716，737，748，763，786，794，858，881，951，959，962，990，1227，1285，1295，1297，1303，1315，1347，1352，1362，1363，1389，1428，1463，1498，1541，1562，1611，1622，1633，1690，1717，1728，1729，1746，1784，1912，2222，2226，2272，2345，2365，2399，2439，2444，2458，2521，2545，2625，2638，2685，2703，3045，3086，3178，3349，3420，3486，3489，3564，3571

五木耳(1)： 2406

五石脂(1)： 441

五加皮(2)： 230，1370

五味子(2)： 198，1068

[支]（見"附支"）

太乙餘糧(2)： 141，404

尤(5)： 538，1340，1531，2026，3506

互艸(1)： 3120

巨句麥(1)： 2124

巨勝(2)： 1235，1723

[牙]（見"狼牙"）

牙子(2)： 2857，3200

【丨】

止(38)： 82，388，498，546，630，641，948，982，1033，1052，1198，1209，1296，1353，1507，1525，1565，2023，2064，2081，2100，2199，2306，2308，2416，2427，2456，2516，2533，2588，2590，2638，2763，3021，3137，3243，3459，3670

止行(2)： 941，2242

少(3)： 767，1665，1787

日(1)： 26

中(110)： 10，15，354，403，430，443，613，662，749，756，764，786，814，816，881，916，960，961，990，1059，1084，1105，1117，1142，1156，1258，1266，1352，1359，1416，1427，1437，1453，1498，1506，1524，1564，1592，1649，1661，1665，1703，1740，1770，1793，1936，1946，1953，1959，1967，1991，2023，2053，2062，2071，2106，2128，2143，2176，2210，2220，2227，2240，2263，2315，2321，2425，2439，2445，2453，2470，2478，2491，2574，2578，2630，2655，2668，2685，2693，2771，2779，2782，2787，2793，2933，2957，2992，3044，3087，3107，3119，3124，3138，3141，3147，3158，

3164，3184，3197，3208，3299，3360，3410，3450，3457，3594，3606，3660，3679（另見"百歲城中木"、"崩中"、"傷中"、"熱中"）

中風(15)：102，284，594，897，1946，2077，2283，2321，2342，2352，2464，2797，2998，3170，3634

中惡(2)：104，3100

內(13)：1211，1295，1303，1514，1717，2297，2321，2439，2444，2725，3439，3489，3574

【丿】

牛(3)：2875，3325，3326

牛角鰓(2)：1875，2575

牛扁(1)：3320

牛黃(2)：242，1491

牛棘(1)：1027

牛膝(2)：154，568

毛(2)：765，3441（另見"六畜毛蹄甲"、"桃毛"、"駱駝毛"）

[升]（見"周升麻"）

升推(1)：943

升麻(2)：213，1216（另見"周升麻"）

夭(1)：1222

仁(1)：839（另見"不仁"、"杏核仁"、"郁李仁"、"桃核仁"、"薏苡仁"）

化(13)：280，346，369，383，395，1467，1922，1976，1988，2447，2942，3044，3536（另見"鎔化"）

斤(1)：309

反(1)：2940（另見"相反"）

[分]（見"青分石"）

[公]（見"孔公孽"、"馬目毒公"）

月(5)：55，2297，2667，3551，3619

勿(2)：46，50

丹(1)：1940（另見"木丹"、"水芝丹"、"牡丹"、"紫丹"、"鉛丹"）

丹艸(1)：3308

丹芝(1)：822

丹沙(2)： 129，270

丹參(2)： 195，1048

丹雄雞(2)： 246，1519

及(24)： 53，403，492，627，678，801，1112，1122，1769，1954，2018，2056，2067，2103，2379，2698，2719，2971，3053，3067，3124，3461，3482，3530（另見″白及″、″連及艸″）

【丶】

[文]（見″地文″）

文蛤(2)： 255，1632

六(10)： 24，25，72，345，520，1363，1541，1746，2399，3349

六畜毛蹄甲(2)： 2898，3502

[方]（見″東方宿″）

方石(1)： 2014

方潰(1)： 3080

之(27)： 44，83，84，101，126，326，337，347，365，400，1627，1771，1913，1928，1960，2072，2562，2639，2644，2657，3003，3363，3511，3524，3566，3588，3635

火(13)：572，1125，1297，1546，1959，2186，2235，2644，2986，3306，3524，3588，3626（另見″戒火″、″慎火″、″熒火″）

户(1)：1143

心(45)：95，425，449，474，501，612，622，815，858，980，990，1050，1177，1326，1345，1372，1444，1470，1472，1514，1561，1583，1660，1786，1946，2059，2141，2197，2226，2256，2490，2515，2546，2592，2611，2650，2685，2689，2729，2749，3020，3027，3157，3178，3655

心縣(1)：767

【乛】

引(2)：2638，2685

巴豆(2)：2878，3345

巴叔(1)：3355

巴戟天(2)：170，744

孔(1)：474

孔公孽(2)：1802，1974

水(40)：61，105，582，681，690，786，923，1050，1454，1637，1765，1766，1960，2060，2136，2150，2185，2214，2289，2316，2321，2765，2784，

3043，3085，3100，3130，3170，3174，3195，3212，3235，3260，3348，3351，3375，3394，3536，3663，3664（另見"去水"、"白水石"、"凝水石"）

水玉(1)： 3023

水芝(1)： 1780

水芝丹(1)： 1656

水英(1)： 3675

水香(1)： 1101

水華(1)： 2293

水浚(1)： 2158

水萍(2)： 1840，2286

水參(1)： 2157

水蛭(2)： 2905，3549

水靳(2)： 2921，3667

水槐(1)： 2065

水道(19)： 642，826，1094，1336，1464，1623，2229，2248，2273，2508，2706，3028，3198，3390，3395，3554，3565，3575，3620

水銀(2)：1797，1933

水蘇(2)：1907，2807

水瀉(1)：691

五畫

【一】

未(4)：71，72，73，74

本(3)：9，15，23（另見″槀本″）

朮(2)：152，543

[札]（見″大札″）

[玉]（見″水玉″）

玉札(1)：311

玉芝(1)：855

玉泉(2)：131，298

卬鉅(1)：3171

去(49)：82，83，84，85，334，512，562，596，613，905，1080，1197，1366，1382，1438，1456，1486，1757，2001，2010，2028，2080，2087，2111，2121，2221，2446，2465，2493，2609，2651，2678，2753，2771，2787，2811，2928，2965，2981，3086，3095，3159，3203，3301，3352，3430，3534，3547，3680

去水(2)：3034，3343

甘(80)：51，271，283，299，314，351，374，398，405，416，424，434，445，458，494，519，530，593，621，638，658，671，680，733，754，762，857，867，946，958，971，979，989，1030，1078，1217，1226，1238，1313，1325，1334，1443，1469，1497，1504，1513，1520，1551，1560，1574，1590，1635，1648，1659，1675，1701，1715，1739，1745，1752，1774，2032，2042，2069，2105，2140，2208，2389，2398，2504，2520，2544，2568，2756，2778，3289，3580，3654，3668，3678

甘艸(2)：150，518

甘根(1)：3165

甘遂(2)：2847，3126

[艽]（見"秦艽"）

可(18)：19，31，48，65，77，570，587，672，1547，1686，1953，2171，2241，2378，2582，2794，3324，3460

石(8)：35，144，346，433，886，2206，2275，3292（另見"元石"、"五石脂"、"方石"、"白水石"、"白石"、"白石英"、"立制石"、"青分石"、"長石"、"固羊石"、"畢石"、"消石"、"涅石"、"理石"、"黃食石"、"紫石英"、"陽起石"、"絡石"、"慈石"、"滑石"、"薑石"、"凝水石"、"磷石"、"礜石"）

石灰(2)：2820，2923

石肝(1)：2634

石長生(2)：2872，3304

石南(2)：2888，3436

石韋(2)：1837，2270

石珠(1)：2987

石流黃(2)：1795，1917

石瑙(1)：413

石斛(2)：169，732

石淋(4)：363，2704，3517，3572

石飴(1)：1571

石膏(2)：1798，1944

石蜜(2)：248，1559

石癃(1)：3559

石龍子(2)：1893，2701

石龍芮(2)：1828，2195

石龍芻(2)：209，1175

石膽(2)：137，361

石鐘乳(2)：132，313

石鯪(1)：929

石⿰革燕(1)：2274

石蠶(2)：2908，3569

平(163)：283，299，405，434，445，458，485，508，519，556，593，611，621，629，647，678，733，762，803，813，824，835，845，857，894，944，979，989，1042，1062，1091，1093，1104，1122，1124，1133，1163，1188，1207，1257，1300，1311，1313，1325，1334，1344，1401，1414，1426，1469，1492，1495，1504，1513，1549，1551，1560，1574，1599，1609，1617，1629，1648，1659，1663，1673，1675，1689，1699，1701，1715，1727，1739，1772，1774，1781，1909，1925，1943，1986，1990，1994，2017，2042，2086，2094，2105，2134，2140，2163，2183，2190，2196，2234，2245，2271，2277，2282，2302，2326，2351，2364，2389，2396，2411，2489，2504，2520，2531，2544，2554，2566，2596，2622，2627，2637，2642，2649，2670，2682，2688，2710，2736，2746，2756，2767，2806，2945，2985，2988，3019，3031，3053，3105，3123，3134，3154，3156，3163，3193，3211，3228，3233，3266，3273，3294，3316，3393，3449，3501，3503，3521，3537，3539，3550，3563，3580，3603，3623，3637，3639，3658，3668

【丨】

以(14)：4，11，17，27，29，86，87，88，89，90，91，93，95，126

目(87)：115，276，288，316，324，363，376，387，446，459，460，477，486，500，564，580，617，665，686，702，727，770，792，806，836，911，912，925，937，973，992，1017，1043，1119，1128，1148，1181，1232，1320，1380，1394，1407，1439，1445，1446，1636，1642，1643，1707，1754，1987，1999，2009，2036，2063，2121，2130，2168，2202，2393，2470，2481，2550，2586，2604，2607，2668，2711，2737，2738，2782，2784，2792，2798，2961，2962，2976，3078，3128，3138，3174，3394，3474，3475，3564，3626，3663
（另見"鬼目"、"馬目毒公"）

旦(1)：98

［甲］（見"六畜毛蹄甲"、"龜甲"、"鮀魚甲"、"鼈甲"）

［田］（見"主田"）

田野(11)：492，678，1112，1122，2067，2217，2379，3053，3461，3464，3530

兄(1)：33

四(19)：52，97，570，1246，1345，1514，1611，1667，1765，2006，2033，2321，2365，3174，3313，3394，3480，3492，3663

【丿】

生(347)：55，281，297，312，321，330，340，349，360，372，384，396，403，414，422，432，443，456，469，483，492，506，517，528，538，542，554，567，577，591，600，609，627，636，647，656，669，678，689，694，

711，722，731，743，752，760，772，783，789，801，811，877，880，886，894，898，908，920，930，944，956，969，977，987，997，1010，1020，1028，1040，1047，1055，1060，1067，1076，1091，1102，1112，1122，1131，1138，1151，1161，1167，1174，1186，1191，1205，1215，1224，1236，1247，1255，1261，1270，1279，1281，1292，1300，1311，1323，1332，1342，1349，1355，1365，1369，1386，1399，1412，1424，1434，1441，1450，1460，1478，1490，1495，1502，1549，1558，1572，1588，1597，1607，1615，1619，1625，1639，1646，1657，1673，1687，1699，1713，1725，1743，1772，1781，1791，1916，1923，1932，1943，1950，1956，1963，1973，1979，1984，1994，2003，2015，2019，2026，2030，2040，2049，2056，2067，2074，2092，2103，2115，2125，2132，2138，2144，2161，2173，2181，2188，2194，2206，2217，2223，2232，2237，2243，2253，2260，2269，2275，2280，2285，2294，2302，2310，2318，2324，2331，2339，2349，2354，2358，2362，2366，2371，2379，2382，2387，2396，2409，2436，2441，2450，2461，2474，2487，2496，2502，2512，2518，2529，2535，2542，2552，2559，2566，2571，2594，2600，2613，2620，2627，2635，2640，2647，2652，2658，2662，2670，2674，2682，2686，2692，2695，2700，2708，2713，2720，2726，2732，2734，2744，2754，2758，2767，2789，2806，2817，2930，2945，2953，2959，2973，2977，2983，2988，2995，3009，3017，3024，3029，3036，3046，3053，3057，3072，3081，3090，3097，3103，3110，3116，3121，3125，3132，3144，3154，3161，3167，3175，3181，3191，3199，3205，3209，3217，3226，3231，3238，3247，3257，3264，3279，3287，3292，3296，3303，3309，3314，3319，3327，3338，3344，3356，3366，3372，3385，3391，3400，3406，3415，3426，3435，3447，3454，3461，3464，3471，3476，3482，3496，3501，3513，3519，3530，3537，3541，3548，3555，3561，3568，3578，3590，3603，3609，3616，3623，3629，3637，3652，3656，3660，3666，3676，3681（另見"石長生"、"桑上寄生"）

代赭(2)： 2824，2954

仙(2)： 1914，1942

仍(2)： 1467，3536

白(22)： 177，324，399，435，892，1127，1259，1353，1522，1538，1548，1601，1610，2168，2404，2439，2472，2638，2673，3159，3364，3516（另見"桑根白皮"、"梓白皮"）

白及(2)： 2851，3162

白水石(1)： 1962

白石(2)： 433，1972

白石英(2)： 142，415

白艸(1)： 3143

白芝(1)： 844

白禿(5)： 1284，1498，1935，3317，3607

白青(2)： 145，444

白英(2)： 171，753

白兔藿(2)： 207，1162

白馬莖(2)：1873，2553

白茝(2)：1824，2166

白堊(2)：2826，2974

白魚(1)：3636

白葛(1)：1166

白棘(2)：1868，2513

白幕(1)：3016

白蒿(2)：172，761

白膜(3)：1043，2470，2668

白僵蠶(2)：1889，2675

白膠(2)：244，1503

白薇(2)：1839，2281

白頭翁(2)：2863，3239

白斂(2)：2848，3133

白鮮(2)：1833，2238

白蟲(3)： 1382，2111，3203

[瓜]（見"土瓜"、"王瓜"）

瓜子(2)： 268，1773

瓜蒂(2)： 267，1763

令(29)： 364，450，766，918，1065，1201，1319，1579，1672，1680，1692，1707，1733，1775，2090，2108，2130，2392，2547，2599，2680，2741，2779，2967，3064，3500，3644，3665，3673

乏(1)： 120

用(7)： 30，46，48，50，80，2562，3566

[句]（見"夕句"、"巨句麥"、"麥句薑"）

冬(1)： 1846（另見"天門冬"、"麥門冬"、"款冬花"）

冬灰(2)： 2827，2978

冬葵子(3)： 265，1243，1744

【丶】

主(407)： 4，11，17，101，272，284，300，315，324，333，343，352，363，375，387，399，406，417，425，435，446，459，472，486，495，509，520，531，545，557，570，580，586，594，603，612，622，630，640，650，

653，659，672，681，697，714，725，734，746，755，763，775，786，792，
804，814，825，836，846，858，868，881，889，897，901，911，923，933，
947，959，973，980，990，1000，1013，1023，1031，1043，1050，1058，1063，
1070，1079，1084，1094，1105，1115，1125，1127，1134，1141，1154，1164，
1170，1177，1189，1194，1200，1208，1218，1227，1239，1246，1250，1258，
1264，1273，1284，1295，1303，1314，1326，1335，1345，1352，1359，1372，
1379，1389，1402，1415，1427，1437，1444，1453，1463，1470，1472，1481，
1493，1498，1505，1514，1521，1530，1533，1535，1537，1539，1541，1544，
1546，1552，1561，1575，1583，1586，1591，1600，1610，1618，1630，1633，
1636，1642，1649，1660，1676，1690，1702，1716，1728，1740，1746，1753，
1765，1775，1784，1910，1919，1926，1935，1946，1953，1959，1966，1976，
1982，1987，1991，1993，1997，2006，2018，2022，2033，2043，2047，2052，
2059，2070，2077，2087，2095，2106，2118，2128，2135，2141，2147，2164，
2168，2176，2184，2191，2197，2209，2214，2220，2226，2235，2240，2246，
2256，2263，2272，2278，2283，2288，2297，2305，2313，2321，2327，2334，
2342，2352，2357，2361，2365，2369，2374，2382，2390，2399，2402，2404，
2412，2419，2425，2439，2444，2453，2464，2468，2477，2490，2499，2505，
2515，2521，2532，2538，2545，2555，2561，2564，2569，2573，2585，2597，
2604，2607，2616，2623，2630，2638，2643，2650，2655，2661，2665，2673，
2677，2685，2689，2698，2703，2711，2716，2723，2729，2737，2747，2757，
2765，2770，2775，2779，2782，2792，2795，2801，2809，2925，2933，2940，
2948，2952，2956，2961，2970，2976，2980，2986，2991，2998，3012，3020，
3027，3032，3039，3049，3056，3060，3075，3084，3093，3100，3106，3113，
3119，3124，3128，3135，3147，3157，3164，3170，3174，3178，3184，3194，
3202，3208，3212，3220，3229，3234，3241，3250，3260，3267，3274，3282，
3290，3295，3299，3306，3312，3317，3322，3330，3341，3347，3359，3369，

3375，3379，3381，3388，3394，3397，3403，3409，3418，3420，3423，3429，3438，3450，3457，3463，3467，3474，3479，3485，3489，3492，3499，3504，3509，3516，3522，3533，3540，3544，3551，3558，3564，3571，3581，3585，3593，3606，3612，3619，3626，3633，3640，3647，3649，3655，3659，3663，3669，3679

主田(1)： 3131

立(1)： 2251

立制石(2)： 2002，2935

半(1)： 77

半夏(2)： 2832，3018

汁(11)： 320，561，1014，1978，2404，2418，2638，2673，2760，3002，3384

必(1)： 75

【乛】

出(27)： 56，389，478，486，792，911，1043，1145，1210，1446，1672，2024，2079，2119，2168，2402，2538，2711，2796，2937，2999，3060，3369，3474，3540，3594，3602

皮(7)： 284，1536，1833，1959，3322，3419，3441（另見"弓皮"、"五加皮"、"秦皮"、"桑根白皮"、"梓白皮"、"榆皮"、"蝟皮"、"橘皮"）

皮膚(19)：486，1013，1437，1936，1991，2071，2106，2357，2445，2453，2630，3147，3170，3174，3208，3290，3318，3361，3457

[加]（見"五加皮"）

[矛]（見"衛矛"）

母(1)：33（另見"貝母"、"知母"、"益母"、"連母"、"蚳母"、"貨母"、"雲母"、"蝭母"、"離母"）

六畫

【一】

戎鹽(2)： 2825，2960

老(74)： 8，279，308，327，366，382，394，455，468，490，540，575，599，625，632，645，706，720，771，788，797，809，820，831，841，853，863，875，928，995，1018，1036，1099，1120，1137，1214，1219，1233，1242，1254，1269，1278，1289，1306，1321，1368，1384，1395，1422，1433，1470，1556，1570，1581，1596，1653，1685，1697，1711，1722，1742，1779，1788，1931，2192，2203，2395，2485，2510，2526，2571，2805，2816，3546

地(3)： 17，56，3461（另見"乾地黃"）

地文(1)： 3022

地骨(1)： 1308

地參(1)： 2156

地葵(2)： 1121，2039

地椹(1)： 2205

地楡(2)： 1842，2303

地新(1)： 2268

地輔(1)：1310

地熏(1)：619

地樓(1)：2055

地膚子(2)：202，1113

地膽(2)：2912，3610

地髓(1)：541

地鼈(1)：2733

耳(20)：115，375，448，477，665，686，702，770，868，993，1017，1119，1181，1232，1320，1439，1533，1707，1954，2036（另見"五木耳"、"枲耳實"、"桑耳"）

芋(1)：668（另見"芒芋"、"茵芋"）

芍藥(2)：1816，2093

芒芋(1)：692

芎藭(2)：180，895

[朴]（見"厚朴"）

朴消(2)：135，341

[杚]（見"玉杚"）

在(20)：93，95，97，98，99，100，284，427，1437，1770，1991，2071，2453，2574，2666，3077，3208，3299，3450，3489

有(25)：12，28，32，36，37，38，39，40，41，42，47，51，52，53，58，59，64，65，102，364，1695，2059，2284，2739，3179

百(26)：2，10，16，24，25，272，300，318，343，725，954，1170，1218，1219，1273，1430，1567，1651，1668，1911，2361，2616，3253，3414，3522，3647

百合(2)：1821，2139

百足(1)：3608

百枝(1)：2193

百倍(1)：576

百歲城中木(1)：1260

百頭(1)：3188

而(3)：96，98，100

[灰]（見"石灰"、"冬灰"、"藜灰"）

成(4)：27，76，370，2942

死(26)：284，309，310，486，545，725，923，1031，1910，1942，2033，2240，2464，2685，2752，2925，2933，2986，3095，3164，3282，3361，3369，3492，3558，3612

臣(4)：10，28，30，31

[夷]（見"辛夷"）

邪(35)：113，277，363，604，858，903，973，1125，1170，1197，1220，1246，1326，1345，1488，1494，1755，1947，1976，2080，2328，2431，2539，2564，2574，2616，2703，2971，3107，3184，3252，3268，3353，3640，3651

邪氣(80)：20，285，336，344，406，425，435，449，499，520，613，650，661，699，715，746，763，881，990，1050，1084，1134，1177，1227，1239，1250，1295，1303，1337，1444，1561，1604，1660，1784，1911，1927，1959，2095，2135，2141，2148，2164，2197，2226，2256，2272，2284，2334，2342，2365，2439，2444，2477，2490，2521，2532，2624，2643，2655，2689，2957，2991，3013，3032，3113，3124，3147，3164，3178，3197，3202，3359，3369，3450，3458，3467，3486，3509，3659，3679

【丨】

此(2)：43，124

光(4)：689，1279，1579，2942（另見"夜光"、"旁光"、"膀光熱結"、"精光"）

吐(9)： 88，450，1189，1264，1771，2967，3119，3170，3665（另見″嘔吐″）

因陳(2)： 204，1132

肉(12)： 35，594，1023，1165，2018，2033，2307，2651，3060，3282，3352，3594（另見″肌肉″、″息肉″）

肉松容(2)： 186，957

【丿】

年(52)： 8，290，310，328，359，382，402，421，428，431，440，455，481，490，503，515，527，551，565，667，688，729，741，758，780，788，821，832，842，854，864，875，928，986，1018，1182，1289，1322，1330，1348，1395，1477，1510，1605，1655，1670，1685，1750，1931，2485，2580，3365

舌(4)： 923，1189，1326，3299

先(7)： 69，70，81，94，96，807，1276（另見″馬先蒿″）

竹葉(2)： 1857，2410

[休]（見″蚤休″、″蚩休″）

伏(8)： 512，2685，2948，2952，3027，3489，3534，3680

伏苓(2)： 225，1324

伏翼(3)： 1898，2735，2916

[仲]（見"杜仲"）

仰(1)： 2376

自(2)： 1467，3536

[臼]（見"九臼"、"鬼臼"）

血(52)： 363，435，488，532，571，933，982，1031，1032，1033，1154，1209，1470，1514，1525，1591，1730，1919，1967，2023，2096，2123，2297，2404，2430，2464，2538，2569，2574，2576，2609，2630，2638，2665，2666，2685，2705，2717，2723，2729，2766，2994，3242，3284，3382，3510，3551，3552，3564，3619，3649，3670（另見"瘀血"）

血脈(7)： 73，97，378，2008，2089，2719，3671

血閉(18)： 122，399，406，881，897，1506，1544，1620，2168，2186，2211，2500，2673，2711，2731，2952，3039，3640

行(9)： 36，411，690，973，1374，2445，2994，3015，3061（另見"王不留行"、"止行"）

全(1)： 79

合(3)： 24，50，1611（另見"百合"、"配合"、"蛇合"）

合和(2)： 30，44

2268，2274，2293，2301，2317，2322，2323，2330，2335，2336，2337，2338，2347，2348，2353，2386，2406，2435，2440，2448，2449，2495，2511，2517，2528，2534，2541，2602，2633，2634，2646，2669，2699，2707，2712，2733，2743，2929，2934，2935，2936，2950，2958，2982，2987，3004，3006，3007，3008，3016，3022，3023，3051，3052，3071，3079，3080，3088，3089，3096，3102，3108，3109，3115，3120，3131，3142，3143，3150，3152，3153，3160，3165，3166，3171，3186，3187，3188，3189，3190，3204，3215，3216，3223，3224，3225，3237，3245，3246，3254，3255，3256，3262，3263，3271，3275，3276，3277，3278，3302，3308，3336，3337，3343，3355，3377，3399，3446，3452，3453，3470，3481，3487，3495，3526，3527，3528，3529，3560，3577，3582，3587，3599，3600，3601，3608，3615，3621，3622，3628，3636，3675
（另見″一名鶩肪″、″天名精″）

色(20)： 144，310，442，597，873，884，927，1081，1275，1319，1580，1776，2266，2484，2638，2680，2685，2692，3260，3644

多(8)： 6，18，965，1145，1201，1732，2779，3063

孕(2)： 428，2952

【丶】

［衣］（見″龍子衣″、″龍子單衣″）

衣魚(2)： 2915，3630

亦(3)： 64，65，1385

充(2)： 805，1404

充蔚子(2)： 155，578

安(32)： 274，286，302，317，496，748，838，851，860，1285，1315，1329，1347，1362，1403，1428，1508，1515，1542，1562，1661，1690，1786，2053，2222，2345，2522，2545，2592，2611，2749，3045

[羊]（見"固羊石"、"羖羊角"、"羚羊角"、"淫羊藿"、"蜀羊泉"）

羊桃(2)： 2865，3258

羊腸(1)： 3263

羊蹄(2)： 2860，3218

羊躑躅(2)： 2858，3206

[米]（見"蛇米"、"粟米"、"黍米"）

汗(12)： 546，1672，2024，2079，2308，2402，2533，2538，2796，2999，3021，3540

池(32)： 403，483，591，694，987，997，1102，1558，1607，1615，1639，1646，1657，1713，2294，2318，2652，2658，2674，2686，2700，2817，2973，3161，3513，3519，3555，3568，3578，3590，3629，3676

【一】

收(2)： 3164，3492

如(10)： 81，284，337，1050，1280，1514，1959，2454，3056，3178

好(13)： 597，873，927，1081，1280，1580，1776，2392，2484，2680，2692，2742，3644

艸(1)： 200（另見"小艸"、"互艸"、"丹艸"、"甘艸"、"白艸"、"金沸艸"、"空艸"、"屈艸"、"卻蟬艸"、"莽艸"、"荼艸"、"夏枯艸"、"連及艸"、"通艸"、"紫艸"、"劇艸"、"積雪艸"、"藎艸"）

艸決明(1)： 3150

艸蒿(3)： 2839，3073，3152

羽(2)： 1543，2617（另見"豺羽"）

羽碮(1)： 329

七畫

【一一】

[玕]（見"青琅玕"）

弄(1)： 3299

戒火(1)： 1129

吞(1)： 2250

【一丨】

走(9)： 604，1050，1201，1472，1733，3064，3067，3236，3504

赤(29)：177，399，433，435，1043，1127，1259，1353，1438，1446，1522，1601，1610，1642，1901，2168，2235，2357，2404，2439，2638，2673，2711，2764，2957，3138，3260，3516，3669

赤芝(1)： 812

赤箭(2)： 173，773

志(22)：652，704，750，849，1419，1500，1569，1645，1679，1693，1706，2037，2179，2247，2408，2522，2546，2556，2570，2691，2753，3068（另見"遠志"）

汞(1)： 280

[芙]（見″紫芙″）

芫華(2)：2877，3339

[芸]（見″銅芸″）

[芮]（見″石龍芮″）

花(2)：34，2110（另見″桃花″、″旋覆花″、″款冬花″、″蕘花″）

[芩]（見″黃芩″）

[芝]（見″元芝″、″木芝″、″丹芝″、″水芝″、″水芝丹″、″玉芝″、″白芝″、″赤芝″、″青芝″、″金芝″、″黃芝″、″紫芝″、″黑芝″、″龍芝″）

芳香(1)：2172

杜仲(2)：234，1413

杜若(2)：205，1139

杜衡(1)：1150

[杞]（見″枸杞″）

杞根(1)：1307

杏核仁(2)：2918，3653

[李]（見″郁李仁″、″鼠李″、″爵李″）

車(1)：284

車前子(2)：161，637

[吾]（見″橐吾″）

豆(3)：1901，2758，2764（另見″大豆黄卷″、″巴豆″、″麻豆″、″龍豆″）

【一丿】

豕首(2)：1039，2114

【一乛】

折(4)：461，531，1003，2666（另見″踒折″、″屬折″）

【丨一】

步(2)：2242，2994

【丨乛】

貝子(2)：2907，3562

貝母(2)：1823，2162

見(4)：973，1200，1733，3062

里(1)： 411

男子(4)： 119，1075，1105，2681

足(14)： 417，426，558，594，698，1001，1073，1563，1665，1971，2151，2793，3174，3313（另見"百足"）

[吻]（見"鉤吻"）

吸(1)： 1264

吳茱萸(2)： 1858，2423

吳蚣(2)： 2904，3542

別羈(2)： 216，1244

【丿一】

牡丹(2)： 1847，2340

牡狗陰莖(2)： 1877，2595

牡桂(2)： 219，1262

牡蒙(1)： 2259

牡蠣(2)： 251，1598

利(75)：106，319，353，377，390，447，466，488，642，700，728，826，869，915，981，1024，1034，1085，1094，1107，1116，1159，1177，1265，1327，1336，1381，1454，1464，1591，1623，1729，1747，1756，1977，1998，2007，2025，2047，2101，2137，2142，2177，2192，2198，2212，2228，2248，2258，2273，2329，2361，2456，2458，2508，2546，2626，2706，2776，3028，3130，3198，3291，3351，3370，3390，3395，3411，3412，3441，3554，3565，3575，3620，3633（另見"洩利"、"通利"）

禿(4)：1921，1926，2369，3220（另見"白禿"）

【丿丨】

兵(1)：1912

延(39)：8，290，382，402，431，440，455，481，490，503，515，527，551，565，667，688，741，758，788，821，832，842，854，864，875，928，986，1018，1182，1289，1322，1330，1348，1477，1510，1605，1655，1685，1750

佐(4)：16，28，30，31

伸(3)：570，672，2241

作(16)：383，535，549，587，1547，1686，2171，2284，2378，2415，2794，3179，3324，3413，3460，3536

身(159)：7，272，284，290，327，339，348，352，357，381，394，402，410，421，431，440，454，468，480，489，503，514，527，540，551，565，

575，584，599，607，616，624，632，645，666，675，688，706，720，729，741，758，769，780，786，788，797，810，820，831，841，853，863，875，883，893，925，938，968，973，975，985，995，1016，1036，1046，1065，1088，1098，1110，1120，1125，1128，1136，1149，1172，1180，1203，1213，1241，1246，1252，1269，1278，1288，1306，1322，1339，1348，1368，1384，1389，1393，1408，1422，1433，1437，1448，1475，1501，1510，1517，1555，1569，1584，1613，1653，1665，1670，1684，1697，1709，1722，1736，1750，1761，1765，1779，1788，1927，1930，1959，1997，2006，2037，2043，2052，2109，2201，2283，2288，2292，2321，2357，2395，2408，2422，2460，2473，2483，2494，2510，2526，2549，2593，2619，2694，2788，2803，2815，2986，3015，3066，3147，3260，3322，3335，3365，3457

皁莢(2)： 2880，3367

【丿丿】

卮子(2)： 1859，2437

【丿乛】

[肛]（見"脫肛"）

肝(1)： 837（另見"石肝"）

免核(1)： 3142

免奚(1)： 2338

角(1)：2572（另見"牛角鰓"、"羖羊角"、"鹿角膠"、"羚羊角"、"犀角"）

狂(10)：604，1201，1472，1493，1733，2284，2970，3064，3388，3504

狂易(2)：3241，3586

[卵]（見"豚卵"）

【丶一】

序(1)：1

辛(105)：51，471，556，579，602，649，724，745，774，791，845，879，896，900，1083，1093，1140，1169，1193，1217，1263，1272，1357，1371，1388，1414，1452，1480，1727，1925，1934，1945，1952，1958，1975，1981，1990，1996，2005，2017，2021，2086，2163，2167，2175，2255，2262，2287，2326，2333，2341，2360，2381，2424，2443，2476，2514，2622，2629，2684，2781，2791，2800，2808，2924，2932，2939，2947，2979，2985，2990，2997，3011，3019，3048，3055，3092，3099，3123，3207，3211，3228，3233，3249，3266，3281，3329，3340，3346，3358，3368，3402，3437，3456，3466，3491，3508，3515，3539，3543，3557，3605，3611，3625，3658（另見"小辛"、"馬辛"、"細辛"）

辛夷(2)：232，1387

辛矧(1)：1396

忘(7)：481，703，719，818，918，2090，3286

【丶丶】

[羌]（見"護羌使者"）

羌青(1)：634

羌活(1)：633

谷(106)：528，577，609，627，636，711，783，789，898，920，930，1028，1055，1060，1112，1131，1161，1205，1236，1247，1369，1399，1412，1441，1450，1460，1490，1743，1791，2019，2030，2040，2049，2056，2074，2103，2115，2125，2132，2144，2161，2173，2188，2194，2237，2243，2285，2331，2358，2362，2366，2371，2379，2441，2450，2474，2487，2502，2518，2594，2613，2627，2640，2695，2708，2720，2744，2754，3024，3072，3090，3110，3121，3125，3132，3154，3167，3181，3199，3205，3209，3217，3264，3287，3303，3314，3319，3327，3338，3344，3356，3366，3372，3400，3476，3482，3501，3530，3541，3548，3561，3609，3616，3623，3652，3656（另見"山谷"）

冷(1)：2365

[沄]（見"鼠沄"）

[沙]（見"丹沙"、"雲沙"、"龍沙"）

沙參(2)：206，1152

沙蝨(1)：3577

沃(5)： 324，1259，1522，2957，3669

泱(1)： 2120（另見"艸泱明"）

泱明子(2)： 194，1041

弟(1)： 33

【丶乛】

良(12)： 45，538，1340，1531，2026，2645，2732，3506，3525，3567，3589，3602

【乛一】

君(4)： 3，28，30，31

即(1)： 82

即子(1)： 3007

[尾]（見"鳶尾"、"龍尾"）

尿(3)： 1538，1880，1881（另見"馬尿蒿"）

[忌]（見"枸忌"）

【乛丿】

忍(1)：　1682

【一一】

阪(2)：　627，1138

防己(2)：　1845，2325

防風(2)：　187，970

防葵(2)：　157，601

八畫

【一一】

青(4)：177，433，2753，3151（另見"女青"、"白青"、"羌青"、"空青"、"扁青"、"蚖青"、"曾青"、"膚青"）

青分石(1)：2934

青芝(1)：834

青盲(4)：1043，1642，1753，2585

青琅玕(2)：2828，2984

青葙子(2)：2849，3145

青蒿(1)：3079

青翳(2)：2470，2668

青蘘(3)：214，1225，1724

表(1)：2078

【一丨】

長(21)：303，359，421，522，534，663，729，765，778，936，1406，1670，1692，1719，1749，2169，2265，2290，2457，2557，3159（另見″石長生″、″徐長卿″）

長石(2)：1806，2004

長蟲(2)：1366，3535

者(30)：8，14，22，36，37，38，39，40，41，42，45，46，48，59，60，61，62，63，64，65，93，95，97，99，538，1531，2026，2403，2773，3602（另見″胡王使者″、″護羌使者″）

其(12)：13，69，92，125，676，1082，1340，1407，2213，2250，2794，3002

取(2)：85，126

苦(137)：51，332，342，485，508，544，569，611，629，696，713，785，803，813，888，910，922，932，999，1012，1049，1057，1062，1104，1114，1124，1133，1153，1163，1176，1188，1207，1245，1249，1257，1283，1294，1302，1351，1378，1401，1426，1436，1462，1492，1629，1641，1764，1783，1909，1946，2051，2058，2066，2076，2094，2117，2127，2134，2146，2183，2190，2196，2219，2225，2234，2239，2255，2271，2277，2282，2296，2304，2312，2320，2341，2356，2364，2368，2411，2438，2452，2454，2463，2467，2531，2537，2615，2637，2642，2688，2710，2715，2774，2955，2969，2975，3026，3031，3038，3059，3074，3105，3112，3118，3127，3134，3146，3163，3169，3173，3177，3183，3193，3201，3219，3240，3259，3273，3294，3298，

3311，3316，3321，3329，3374，3387，3408，3417，3428，3437，3449，3473，3478，3484，3639，3662

苦菜(2)： 269，1782

苦瓠(2)： 2920，3661

苦參(2)： 1812，2057

若(3)： 47，76，80（另見"杜若"）

[苡]（見"薏苡仁"）

[苒]（見"葱苒"）

苗(2)： 1235，2213（另見"班苗"）

[英]（見"水英"、"白石英"、"白英"、"陸英"、"雲英"、"紫石英"）

[苓]（見"伏苓"、"豬苓"）

茅根(2)： 1829，2207

林蘭(2)： 742，1440

枝(1)： 1625（另見"百枝"）

枝葉(1)： 125

松(1)：1870（另見"肉松容"）

松肪(1)：1291

松脂(2)：221，1282

松膏(1)：1290

松羅(1)：2530

枸杞(2)：223，1301

枸忌(1)：1309

來(1)：3290

東(1)：1531（另見"乃東"）

東方宿(1)：3223

或(4)：481，944，2362，2618

刺(5)：1210，2119，3056，3540，3594

【一丿】

奇(1)：1922

奄閭子(2)：174，784

奔(1)： 3067

【一乛】

拘(3)： 1601，3027，3492

拘急(2)： 1552，3060

拘攣(8)： 570，672，725，1379，2033，2994，3012，3313

【丨一】

[叔]（見"巴叔"）

虎(2)： 1547，2589

虎卷(1)： 3189

虎掌(2)： 2833，3025

虎須(1)： 2337

虎蘭(1)： 2322

【丨乛】

果(1)： 1769（另見"魯果能"）

昌陽(1)： 482

昌蒲(2)： 146，470

明(60)：276，288，316，363，376，446，460，477，500，564，580，617，665，686，702，727，770，792，806，836，912，925，937，992，1017，1119，1128，1148，1181，1232，1320，1380，1394，1407，1439，1445，1643，1707，1754，1987，1999，2009，2036，2063，2121，2130，2202，2393，2481，2525，2550，2586，2604，2607，2738，2782，2792，2961，3078，3626（另見″艸決明″、″決明子″、″神明″、″益明″）

易(1)： 3500（另見″狂易″、″蜥易″）

味(363)：51，271，283，299，314，323，332，342，351，362，374，386，398，405，416，424，434，445，458，471，485，494，508，519，530，544，556，569，579，593，602，611，621，629，638，649，658，671，680，696，713，724，733，745，754，762，774，785，791，803，813，824，835，845，857，867，879，888，896，900，910，922，932，946，958，971，979，989，999，1012，1022，1030，1042，1049，1057，1062，1069，1078，1083，1093，1104，1114，1124，1133，1140，1153，1163，1169，1176，1188，1193，1207，1217，1226，1238，1245，1249，1257，1263，1272，1283，1294，1302，1313，1325，1334，1344，1351，1357，1371，1378，1388，1401，1414，1426，1436，1443，1452，1462，1469，1480，1492，1497，1504，1513，1520，1551，1560，1574，1590，1599，1609，1617，1629，1635，1641，1648，1659，1675，1689，1701，1715，1727，1739，1745，1752，1764，1774，1783，1909，1918，1925，1934，1945，1952，1958，1965，1975，1981，1990，1996，2005，2017，2021，2032，2042，2051，2058，2069，2076，2086，2094，2105，2117，2127，2134，2140，2146，2163，2167，2175，2183，2190，2196，2208，2219，2225，2234，2239，2245，2255，2262，2271，2277，2282，2287，2296，2304，2312，2320，

2326，2333，2341，2351，2356，2360，2364，2368，2373，2381，2389，2398，2411，2424，2438，2443，2452，2463，2467，2476，2489，2498，2504，2514，2520，2531，2537，2544，2554，2568，2584，2596，2606，2615，2622，2629，2637，2642，2649，2654，2660，2664，2672，2676，2684，2688，2697，2702，2710，2715，2722，2728，2736，2746，2756，2769，2774，2778，2781，2791，2800，2808，2924，2932，2939，2947，2955，2969，2975，2979，2985，2990，2997，3011，3019，3026，3031，3038，3048，3055，3059，3074，3083，3092，3099，3105，3112，3118，3123，3127，3134，3146，3156，3163，3169，3173，3177，3183，3193，3201，3207，3211，3219，3228，3233，3240，3249，3259，3266，3273，3281，3289，3294，3298，3305，3311，3316，3321，3329，3340，3346，3358，3368，3374，3387，3393，3402，3408，3417，3428，3437，3449，3456，3466，3473，3478，3484，3491，3503，3508，3515，3521，3532，3539，3543，3550，3557，3563，3570，3580，3584，3592，3605，3611，3618，3625，3631，3639，3654，3658，3662，3668，3678（另見"五味子"）

[呼]（見"夜呼"）

固(1)： 345

固羊石(1)： 2936

忠(1)： 861

岸(1)： 1138

臥(1)： 1787

[罔]（見"射罔"）

【丿一】

制(1)： 47（另見"立制石"）

知(2)： 807，2284

知母(3)： 1160，1822，2145

物(19)： 64，775，1170，1200，1219，1470，1473，1482，1547，1911，1922，1953，2957，3214，3250，3353，3371，3546，3647

和(6)： 861，884，1275，1567，1668，3045（另見"合和"）

【丿丨】

使(6)： 16，28，30，31，1276，3061（另見"胡王使者"、"相使"、"護羌使者"）

依(1)： 126

邱(2)： 3461，3482

邱蚓(2)： 2902，3531

邱陵(2)： 1138，2103

皃(17)： 954，1374，1402，1465，1470，1472，1611，2661，2677，3139，3261，3414，3522，3581，3585，3626，3634

【丿丿】

往(1)：3290

彼子(2)：2922，3677

所(6)：56，92，123，630，973，2551

【丿丶】

舍(1)：2344（另見"躁舍"）

金(7)：370，383，395，630，1922，1939，3244

金芝(1)：865

金沸(1)：1090

金沸艸(1)：3088

金創(19)：116，363，463，524，897，1002，1208，1593，1949，2071，2164，2309，2321，2801，2993，3013，3100，3114，3655

命(2)：4，79

乳(18)：320，352，681，934，1005，1014，1298，1948，1978，2128，2164，2305，2321，2499，2564，3100，3403，3655（另見"石鐘乳"）

【丿乛】

肺氣(2)： 847，1157

肢(23)： 97，570，1246，1345，1514，1611，1667，1765，1953，2006，2033，2135，2149，2283，2321，2365，2750，3174，3313，3394，3480，3492，3663

肬(1)： 2981（另見"蝕肬"）

[肫]（見"賁肫"）

朏(1)： 1536

肪(2)： 247，1532（另見"一名鶩肪"、"松肪"、"雁肪"）

肥(12)：438，560，684，779，1432，1548，1680，1741，2558，3425，3434，3673

服(146)：6，19，75，94，96，278，289，305，309，326，338，347，356，365，367，380，393，400，407，420，429，436，452，467，479，487，502，513，526，539，550，563，574，583，595，605，615，623，631，644，654，664，674，685，705，718，726，739，757，768，776，787，796，808，874，882，891，906，917，924，935，967，974，984，994，1006，1015，1035，1044，1064，1086，1097，1109，1118，1135，1146，1158，1171，1178，1202，1212，1221，1231，1240，1251，1267，1277，1287，1304，1318，1328，1338，1346，1367，1383，1391，1421，1431，1447，1455，1474，1487，1499，1509，1516，1553，1568，1578，1602，1612，1644，1652，1669，1696，1708，1721，1734，1748，1758，1778，1785，1929，1941，1961，2013，2027，2034，2109，

2200，2292，2394，2471，2482，2494，2509，2524，2548，2580，2591，2619，2740，2813，2943，3065，3363，3511

周(1)： 973

周升麻(1)： 1223

周痹(5)： 1303，1953，2033，2191，2278

[兔]（見"白兔藿"）

兔絲子(2)： 153，555

兔蘆(1)： 566

忽忽(1)： 2284

[狗]（見"牡狗陰莖"、"猘狗"）

狗脊(2)： 1827，2189

狗精(1)： 2602

【丶一】

夜(5)： 100，2661，2677，2739，3602

夜光(1)： 3628

夜呼(1)：3216

府(5)：72，345，520，1746，3349

疝(1)：1372

疝瘕(11)：603，630，1618，2099，2164，2263，3128，3212，3341，3403，3633

盲(3)：115，375，973（另見"青盲"）

【丶｜】

性(3)：11，59，66

【丶丶】

卷(3)：127，1792，2818（另見"大豆黃卷"、"虎卷"）

卷柏(2)：178，878

並(2)：58，66

法(2)：25，58

泄(2)：352，2361

注(9)：890，1165，2507，2540，2565，2609，2616，3353，3643（另見"鬼注"）

泣(1)：911

[沸]（見"金沸"、"金沸艸"）

治(1)：17

宗(1)：124

定(4)：497，716，902，2247

宜(14)：13，30，47，59，60，61，62，63，64，92，98，100，126，3635

官脂(1)：3495

宛童(1)：1411

空(1)：98

空艸(1)：2165

空青(2)：138，373

【丶乛】

[房]（見"露蜂房"）

房木(1)：1398

【乛一】

門(1)：1531（另見"天門冬"、"麥門冬"）

屈(4)：217，570，672，2241

屈人(1)：940

屈艸(1)：1248

【乛丨】

牀(1)：2375（另見"蛇牀子"、"爵牀"）

狀(2)：1514，3178

【乛丿】

[姑]（見"無姑"、"鼠姑"）

姑活(2)：215，1237

肝(6)：562，596，1080，1390，1498，2679

【乛乛】

阿膠(2)：245，1512

附子(2)：2829，2989

附支(1)：2091

九畫

【一一】

毒(52)：5，12，18，47，53，363，451，465，525，639，651，889，890，972，1177，1197，1218，1220，1358，1527，1565，1911，1927，1939，2018，2045，2445，2506，2540，2565，2616，2617，2762，2811，2948，2957，2965，3032，3119，3159，3184，3208，3253，3301，3353，3410，3523，3540，3545，3564，3597，3632（另見″馬目毒公″、″奚毒″、″狼毒″、″蠱毒″、″續毒″）

毒藥(2)：80，89

【一丨】

[城]（見″百歲城中木″）

背(4)：1402，2191，2278，2638

荆(1)：1385（另見″蔓荆實″）

[茸]（見″鹿茸″）

茜根(2)：196，1056

[荑]（見″蕪荑″）

茈胡(2)：158，610

茱(1)：2894（另見″秦茱″、″蜀茱″）

草(2)：35，217（另見"細草"、"蘭草"）

草續斷(1)：1184

茵芋(2)：2854，3176

[茱]（見"山茱萸"、"吳茱萸"）

茯菟(1)：1331

[茹]（見"閭茹"）

茹根(1)：2216

故(1)：3461

[胡]（見"茈胡"）

胡王使者(1)：3246

胡臬(1)：2038

胡麻(2)：263，1714

面(24)：562，596，689，1080，1279，1390，1438，1498，1636，1765，2171，2321，2392，2439，2630，2655，2680，2784，2798，3128，3174，3376，3394，3663

[枯]（見"夏枯艸"、"偏枯"）

相(2)： 29，2685

相反(2)： 41，46

相使(2)： 38，45

相畏(2)： 39，48

相殺(2)： 42，48

相須(2)： 37，45

相惡(2)： 40，46

[柚]（見"橘柚"）

枳實(2)： 1861，2451

柞蟬(2)： 1886，2659

[柏]（見"卷柏"）

柏實(2)： 224，1312

[柳]（見"楊柳"）

柳華(2)： 2881，3373

柳絮(1)： 3377

[南]（見"石南"）

耐(33)：306，358，408，490，575，632，645，720，995，1036，1120，1137，1214，1242，1254，1368，1384，1395，1422，1556，1596，1653，1681，1711，1779，1788，1993，2395，2485，2510，2783，2805，2816

[勃]（見"麻勃"）

要(5)：1415，1514，1621，2638，3295

【一丿】

[威]（見"蚈威"）

郁李仁(2)：2883，3392

厚(1)：740

厚朴(2)：1862，2462

𦛗(1)：1164

殃(1)：1219

【一乛】

持(1)：1953

括(1)：1811

括樓根(1)： 2050

【丨一】

[貞]（見″女貞實″）

虐(1)： 3546

【丨丨】

[韭]（見″烏韭″、″鹿韭″）

【丨乛】

眇(1)： 2010

[畏]（見″相畏″）

胃(19)： 333，354，613，622，740，1352，1663，1998，2088，2106，2344，2439，2771，2775，2940，3041，3164，3197，3410

胃痹(1)： 1784

思僊(1)： 1423

品(1)： 24

咽(4)： 2724，3020，3106，3341

咳(3)： 2334，2412，2428

[虻]（見"木虻"、"蜚虻"）

幽幽(2)： 1050，3056

【丿一】

[香]（見"木香"、"水香"、"芳香"、"麝香"）

香蒲(2)： 189，988

[矪]（見"辛矪"）

重(4)： 1063，1246，1611，1667

重臺(1)： 2131

【丿丨】

[便]（見"小便"）

保(2)： 870，3671

俛(1)： 2376

信(1)： 861

侵(1)： 2168

侯桃(1)： 1397

[泉]（見"玉泉"、"淩泉"、"蜀羊泉"）

鬼(35)：277，651，775，890，1170，1200，1219，1482，1494，1530，1733，1911，1947，2540，2565，2589，2610，2616，2643，2762，2957，3062，3119，3164，3214，3235，3269，3307，3341，3353，3450，3546，3643，3647，3651

鬼目(2)： 3225，3446

鬼臼(2)： 2864，3248

鬼注(23)： 89，113，904，1177，1470，2352，2623，2956，3032，3101，3124，3250，3450，3485，3504，3534，3544，3558，3564，3581，3612，3626，3680

鬼桃(1)： 3262

鬼卿(1)： 2267

鬼蓋(1)： 505

鬼督郵(2)： 782，1173

鬼箭(1)： 2541

屻(1)： 2321

【丿丿】

後(2)：94，96

【丿丶】

俞(1)：2300

郤蟬艸(1)：1054

采(2)：55，1626

食(32)：88，94，96，111，334，548，613，767，819，830，840，852，862，1201，1683，1732，1769，1913，1914，1976，2108，2447，2523，3040，3044，3049，3063，3107，3128，3197，3235，3674（另見"黃食石"）

[盆]（見"覆盆"）

【丿乛】

胎(11)：573，1403，1508，1515，1542，1937，2122，2501，3499，3573，3614

負蟠(1)：3621

急(12)：672，897，1299，1363，1498，1541，2191，2263，2412，3012，3107，3170（另見"拘急"）

風(62)：91，419，427，472，486，509，545，630，672，681，725，746，763，786，923，949，973，1134，1143，1177，1189，1227，1239，1246，1284，1364，1389，1438，1541，1575，1682，1953，1991，2025，2033，2106，2164，

2168，2197，2264，2278，2327，2361，2431，2453，2468，2477，2783，2991，2998，3012，3100，3147，3180，3260，3285，3369，3375，3403，3479，3492，3493（另見"中風"、"防風"、"賊風"、"頭風"）

風痓(1)： 2419

風痹(8)： 389，1058，1211，1498，2135，2933，3369，3445

風攣(1)： 1552

【丶一】

亭歷(2)： 2836，3047

度(3)： 25，26，85

疥(22)： 435，1284，1926，1935，1991，2235，2369，2587，2685，2925，2981，2986，3075，3093，3202，3220，3229，3283，3317，3379，3389，3404

疫(2)： 651，1170

[疢]（見"惡疢"）

音(1)： 478

【丶丨】

恒山(2)： 2845，3117

【丶丿】

炮(1)： 2439

【丶丶】

美(1)： 1319

[前]（見"車前子"、"剛前"）

[首]（見"豕首"、"落首"）

洒(2)： 1514，1600

洩(2)： 603，2588

洩利(10)： 324，435，1194，1353，1470，1537，1982，2184，3093，3659

洗(1)： 2071

洗洗(7)： 1953，2284，2361，2468，2630，2729，2998

活(2)： 75，1892（另見"羌活"、"姑活"、"獨活"）

津(1)： 1665

宣(1)： 29

[室]（見"大室"）

【丶乛】

[扁]（見″牛扁″）

扁青(2)：145，457

扁符(1)：3190

神(16)：860，870，906，1268，1329，1408，1458，1467，1526，1547，1649，1914，1942，2486，3070，3627（另見″精神″）

神明(11)：279，453，1100，1204，1476，1735，2029，2421，2527，2814，2944

神屋(1)：1614

神僊(12)：308，348，368，412，821，832，842，854，864，986，1711，1742

【乛一】

[屋]（見″神屋″）

[屎]（見″天鼠屎″、″猳豬屎″、″燕屎″）

皆(2)：1771，3635

【乛丨】

[韋]（見″石韋″）

眉(2)：1406，2926

【乛丿】

怒(1)：1600（另見″瞋怒″）

蚤休(2)：2871，3297

【乛丶】

勇(1)：850

[枲]（見″胡枲″）

枲耳實(2)：1809，2031

飛(2)：411，3236

飛廉(2)：197，1061

飛輕(1)：1066

柔(2)：301，2972

十畫

【一一】

馬(4)： 2235，2786，3067，3379（另見"白馬莖"）

馬刀(2)： 2900，3514

馬目毒公(1)： 3255

馬先蒿(2)： 1848，2350

馬辛(1)： 800

馬尿蒿(1)： 2353

馬莧(1)： 1762

馬陸(2)： 2911，3604

秦艽(2)： 1820，2133

秦皮(2)： 1863，2466

秦茮(2)： 1864，2475

[珠]（見"石珠"、"雲珠"、"龍珠"）

班苗(2)： 2906，3556

【一丨】

恚(2)： 1326，1600

起(9)： 81，746，1970，2044，2242，2555，2598，2608，3659（另見″陽起石″）

[耆]（見″黃耆″）

恐(2)： 1326，3056

華(7)： 147，1126，1199，1279，1846，2856，3422（另見″水華″、″芫華″、″柳華″、″旋華″、″雲華″、″筋根華″、″節華″、″鞠華″、″蘭華″、″欒華″）

[茝]（見″白茝″）

莽艸(2)： 2884，3401

[莢]（見″皁莢″）

莖(5)： 34，585，961，2176，2794（另見″白馬莖″、″牡狗陰莖″、″蒲實莖″）

[莧]（見″馬莧″）

莧實(2)： 266，1751

荼艸(1)： 1789

莨蕩子(2)： 2838，3058

真(1)： 57

[夏]（見"半夏"）

夏枯艸(2)： 2876，3328

[桂]（見"牡桂"、"菌桂"）

桔梗(2)： 2837，3054

[桓]（見"檀桓"）

桐葉(2)： 2886，3416

[格]（見"闗格"）

[桃]（見"羊桃"、"侯桃"、"鬼桃"）

桃毛(1)： 3648

桃花(1)： 3642

桃核仁(2)： 2917，3638

桃梟(1)： 3645

桃蠹(1)： 3650

核(1)：2313（另見"杏核仁"、"兔核"、"桃核仁"、"蕤核"）

根(6)：34，676，1082，2414，2433，3396（另見"i 根"、"甘根"、"杞根"、"茅根"、"茜根"、"茹根"、"括樓根"、"桑根白皮"、"葛根"、"筋根華"、"翹根"、"蘭根"、"蘗實根"、"雞齊根"）

鬲(1)：417

[酌]（見"斟酌"）

配合(1)：32

【一丿】

唇(1)：3151

原(1)：69

破(39)：21，392，464，934，1051，1611，1967，2000，2083，2097，2122，2314，2383，2625，2631，2666，2704，2717，2724，2730，2994，3001，3013，3033，3040，3050，3129，3196，3235，3331，3348，3444，3510，3517，3552，3559，3572，3607，3613

【一乛】

致(1)：2657（另見"推陳致新"、"傅致膠"）

【丨乛】

眩(3)： 486，973，3020

時(5)： 44，55，2284，2630，3179

畢石(1)： 371

哽(1)： 3596

骨(14)： 35，301，714，973，1063，1603，1749，2278，2321，2445，2964，3077，3312，3361（另見"地骨"、"烏賊魚骨"、"筋骨"、"龍骨"）

骨髓(6)： 99，510，533，606，2579，3469

蚖青(1)： 3615

蚑(1)： 890

[蚣]（見"吳蚣"）

蚒威(1)： 3622

[蚓]（見"邱蚓"）

剛前(1)： 2180

【丿一】

眚(1)： 375

氣(203)： 7，52，108，275，304，315，355，363，406，418，437，465，473，488，514，559，571，582，607，613，622，640，662，673，675，683，736，751，756，764，775，777，786，804，815，837，846，871，902，911，964，985，1007，1016，1023，1053，1070，1071，1079，1098，1106，1117，1125，1137，1141，1154，1170，1189，1197，1228，1253，1258，1264，1266，1284，1316，1326，1345，1372，1373，1392，1417，1448，1453，1457，1470，1472，1481，1506，1517，1552，1554，1564，1584，1594，1600，1630，1645，1650，1663，1665，1677，1691，1705，1718，1731，1740，1759，1768，1777，1786，1946，1967，1976，1982，1991，2022，2028，2035，2044，2059，2070，2080，2081，2102，2106，2143，2152，2178，2210，2220，2227，2235，2247，2279，2289，2299，2313，2314，2327，2334，2369，2383，2390，2400，2407，2412，2416，2417，2422，2426，2439，2459，2464，2468，2556，2565，2570，2574，2592，2608，2611，2630，2665，2703，2747，2772，2779，2784，2809，2925，2941，2963，3000，3020，3027，3049，3056，3084，3087，3100，3106，3107，3136，3174，3184，3202，3234，3235，3251，3268，3285，3291，3295，3299，3307，3313，3317，3323，3332，3341，3362，3404，3410，3480，3493，3540，3574，3581，3619，3626，3655，3672（另見"邪氣"、"肺氣"、"腎氣"、"脾氣"、"障氣"、"瘦氣"）

【丿丨】

候(1)： 70

倍(7)： 83，523，704，1678，1694，3425，3434（另見"百倍"）

射干(2)： 2843，3104

射罔(1)： 3004

臭(4)： 990，1456，2028，2810

息(3)： 1472，1630，1946（另見"消息"）

息肉(4)： 2651，2928，2981，3607

禹餘糧(2)： 140，397

島(1)： 403

烏韭(2)： 2869，3288

烏扇(1)： 3108

烏喙(1)： 3008

烏蒲(1)： 3109

烏賊魚骨(2)： 1888，2671

烏頭(2)： 2830，2996

【丿丿】

殺(60)： 277，451，511，717，775，890，1095，1195，1219，1473，1482，1527，1530，1604，1767，1911，1927，1936，1939，2012，2413，2434，2540，2562，2587，2617，2639，2762，2927，2949，2957，3005，3076，3094，3101，

3148，3185，3214，3230，3236，3250，3269，3283，3318，3325，3342，3354，3371，3389，3405，3409，3421，3443，3518，3535，3546，3641，3643，3647，3651（另見"相殺"）

徐長卿(2)：208，1168

殷孽(2)：1803，1980

【丿丶】

飢(31)：307，358，401，409，439，552，626，666，687，767，809，1087，1233，1321，1330，1339，1449，1500，1554，1570，1595，1613，1654，1681，1710，1760，1777，1961，2013，2407，2804

[翁]（見"白頭翁"）

豺羽(1)：942

豺漆(1)：1376

[奚]（見"兔奚"）

奚毒(1)：3006

脊(3)：1415，1702，2374（另見"狗脊"）

【丿乛】

脛(1)：1536

脈(3)： 622，2399，2555（另見″血脈″）

胸(15)：93，417，814，1141，1250，1326，1453，1630，1770，2022，2220，2655，3020，3056，3119

脂(4)：144，433，1548，2171（另見″五石脂″、″松脂″、″官脂″、″熊脂″、″麋脂″）

脇(3)： 1141，1250，1326

狼(1)： 2589

狼牙(1)： 3204

狼毒(2)： 2862，3232

[卿]（見″鬼卿″、″徐長卿″）

留(10)：111，345，786，2344，2574，3040，3077，3128，3197，3348（另見″王不留行″）

[芻]（見″石龍芻″）

【丶一】

衰(1)： 3440

病(30)：14，17，68，70，76，78，80，82，93，95，97，99，101，272，300，343，954，1273，1566，1770，2305，2352，2404，2533，2661，2681，3326，3414，3512，3659

疸(3)：545，1375，2226（另見"黄疸"）

疽(21)：435，755，947，1013，1023，1284，1910，1919，1976，1991，2186，2235，2357，2925，2981，3114，3135，3164，3229，3235，3558

疾(23)：22，950，1170，1220，1430，1438，1472，1651，1704，2128，2321，2361，2499，2601，2643，2753，2925，2940，3299，3388，3485，3522，3586（另見"瘧疾"）

[疹]（見"癮疹"）

疼(12)：973，1063，1246，1345，1514，2298，2365，2576，3170，3313，3467，3479

痂(7)：1926，1935，1991，2369，3075，3317，3379

[唐]（見"構唐"）

旁(2)：801，944

旁光(3)：980，1115，3291

旁通(1)：939

欬(2)：1258，3317

欬逆(36)：109，315，399，406，417，425，473，604，697，725，846，901，1071，1264，1326，1470，1630，1768，2022，2070，2081，2220，2240，2991，3000，3020，3093，3100，3106，3124，3234，3341，3359，3451，3540，3655

[畜]（見″六畜毛蹄甲″）

【丶丨】

悍(3)：850，1172，1645

悅(1)：1319

【丶丶】

羖羊角(2)：1876，2583

粉錫(2)：2823，2946

迷(2)：481，2618

逆(12)：1141，1326，1453，1946，2334，2412，2428，2940，3107，3119，3170，3317（另見″欬逆″）

益(92)：7，275，287，304，316，355，418，437，514，559，581，607，618，662，675，683，751，756，764，777，795，804，815，827，847，859，871，964，985，1007，1016，1045，1053，1070，1075，1079，1098，1117，1137，1147，1157，1228，1242，1253，1266，1316，1373，1417，1448，1506，

1517，1554，1564，1584，1594，1619，1645，1650，1677，1691，1705，1718，1740，1759，1777，1786，1999，2035，2102，2143，2152，2178，2210，2227，2247，2299，2391，2400，2407，2416，2422，2459，2556，2570，2592，2608，2690，2772，2779，2963，3069，3672

益母(1)： 588

益明(1)： 589

益智(4)： 501，701，719，2528

兼(1)： 64

淩泉(1)： 3452

酒(7)： 62，65，1686，2289，2439，2639，3659

酒皶(1)： 1438

消(7)： 88，548，681，923，983，1953，3475（另見"朴消"）

消石(2)： 134，331

消息(1)： 3106

消渴(12)： 110，417，755，1303，1539，2043，2052，2147，2291，2297，2775，2970

涅石(2)： 133，322

海蛤(2)：254，1628

海藻(2)：1843，2311

涎(1)：1296

浮(9)：1636，1765，2149，2321，2784，3128，3174，3394，3663

[流]（見"石流黃"）

浴(4)：587，2378，3324，3460

涕(1)：1145

浸淫(2)：2357，3229

[浚]（見"水浚"）

家(1)：3482

家椒(1)：3481

[宮]（見"子宮"）

[容]（見"肉松容"）

【丶一】

[扇]（見"烏扇"）

祥(10)：1096，1528，2507，2565，2610，2624，3251，3270，3307，3651

【乛一】

[屑]（見"寄屑"）

弱(1)：1611

𡿺(7)：725，897，1143，1229，1361，1389，1720（另見"石𡿺"）

【乛丨】

將(1)：79

蚩休(1)：3302

【乛丿】

恕(1)：839

炮(2)：1438，1498

桑(2)：253，1625

桑上寄生(2)：233，1400

桑耳(1)：2403

桑根白皮(2)：1856，2397

桑螅蛸(1)： 1616

脅(3)： 2666，3056，3084

【乛丶】

能(13)： 280，346，369，383，395，594，690，1374，1472，1672，1922，1946，2994（另見"魯果能"）

【乛乛】

除(81)： 20，285，336，344，419，499，536，537，547，582，643，661，699，735，793，904，961，1051，1106，1155，1198，1211，1286，1317，1337，1420，1430，1488，1494，1546，1566，1576，1601，1651，1704，1755，1921，1938，1947，1954，2061，2082，2088，2096，2148，2211，2264，2307，2328，2343，2377，2385，2402，2430，2455，2469，2479，2539，2601，2618，2632，2748，2941，2971，3000，3085，3114，3137，3213，3221，3261，3285，3353，3404，3414，3451，3458，3480，3486，3576，3598

[孫]（見"王孫"）

十一畫

【一一】

[理]（見"湊理"）

理石(2)：1805，1995

[琅]（見"青琅玕"）

【一丨】

著(2)：2375，3418

萋蒿(1)：3153

[菌]（見"雚菌"）

菌桂(2)：220，1271

[萎]（見"女萎"）

[萸]（見"山茱萸"、"吳茱萸"）

萆薢(2)：1838，2276

菜(2)：1165，2018（另見"苦菜"、"褺菜"）

[菟]（見"茯菟"）

[萄]（見″葡萄″）

[萍]（見″水萍″）

[菀]（見″女菀″、″輮菀″、″紫菀″）

[勒]（見″顛勒″）

[梗]（見″桔梗″）

梅實(2)： 1899，2745

梓白皮(2)： 2887，3427

[麥]（見″巨句麥″、″瞿麥″）

麥句薑(1)： 1037

麥門冬(2)： 159，620

[連]（見″王連″、″黃連″）

連木(1)： 3470

連及艸(1)： 3166

連母(1)： 2154

連翹(2)： 2867，3272

連蟲陸(1)：3224

乾(4)：54，923，1326，1946

乾地黃(2)：151，529

乾漆(2)：229，1356

乾薑(2)：1808，2020

乾歸(1)：2073

堅(42)：112，325，392，521，606，872，991，1230，1305，1380，1405，1418，1470，1692，1749，1920，1946，1993，2083，2097，2107，2314，2343，2480，2650，2666，2685，2717，2723，2730，2933，2964，2994，3020，3050，3124，3129，3196，3348，3398，3510，3606（另見"三堅"）

[堊]（見"白堊"）

【一丿】

盛(1)：1493

盛椹(1)：3089

[瓠]（見"苦瓠"）

帶下(6)：121，1601，2305，2352，2576，2601

逐(21)： 345，532，571，1209，1494，2025，2060，2185，2431，2492，2574，2624，2716，3242，3252，3268，3361，3382，3410，3445，3551

【一丶】

[雪]（見″積雪艸″）

【一乛】

排(3)： 948，2766，3284

[推]（見″升推″）

推陳致新(3)： 335，614，3042

【丨一】

皆(3)： 911，2711，3474

鹵鹽(2)： 2825，2968

虗(1)： 14

處(1)： 2361

【丨丶】

雀瓢(1)： 3271

雀瓮(2)：2909，3579

常(4)：767，1280，2361，2612（另見"魂常"）

【丨乛】

眼(2)：1043，2560（另見"龍眼"）

敗(6)：947，1023，2656，2802，3164，3282

敗醬(2)：1832，2233

[野]（見"田野"）

野丈人(1)：3245

野葛(1)：3102

野蓼(1)：2155

野蘭(1)：1019

異翹(1)：3275

畧(1)：124

[啄]（見"雁啄實"）

唾(1)：1296

患(2)： 3159，3512

[蛄]（見"螻蛄"、"蟪蛄"）

蚔母(1)： 2153

蛇(10)： 123，1164，2018，2617，3159，3301，3523，3533，3545，3680

蛇合(2)： 2844，3111

蛇米(1)： 1111

蛇牀子(2)： 201，1103

蛇符(1)： 3527

蛇蜕(2)： 2901，3520

蛇銜(1)： 3115

崩(1)： 1514

崩中(8)： 121，363，1521，1966，2399，2499，2538，2685

【丿一】

[郵]（見"鬼督郵"）

造(1)： 55

動(3)：125，594，725

[符]（見"扁符"、"蛇符"）

第(3)：127，1792，2818

【丿丨】

偏(1)：509

偏枯(2)：1552，2751

假蘇(2)：1854，2380

健(11)：438，560，684，779，1432，1680，1741，2558，3015，3061，3673

貨母(1)：2159

鳥(1)：3236

【丿丿】

得(6)：67，77，2375，2551，3106，3619

船(1)：284

【丿丶】

欲(7)：7，14，20，68，486，1031，2551

【丿乛】

[豚]（見"賁豚"）

豚卵(2)： 2895，3483

豚顛(1)： 3487

脛(1)： 1063

脫(1)： 486

脫肛(1)： 2698

魚(4)： 3342，3354，3405，3545（另見"白魚"、"衣魚"、"烏賊魚骨"、"鮀魚甲"、"鮦魚"、"鯉魚"、"蠡魚"）

猘狗(1)： 1165

[斛]（見"石斛"）

【丶一】

旋華(2)： 199，1077

旋覆花(2)： 2840，3082

麻(1)： 264（另見"升麻"、"周升麻"、"胡麻"、"牆麻"）

麻子(1)： 1738

麻豆(1)： 2454

麻勃(1)： 1737

麻蕡(1)： 1726

麻黃(3)： 1671，1814，2075

鹿角膠(1)： 1511

鹿茸(2)： 1874，2567

鹿韭(1)： 2347

鹿腸(1)： 2236

鹿藿(2)： 2870，3293

痔(22)： 118，435，951，1013，1297，1352，1611，1633，1910，1919，1976，2235，2638，2643，2651，2927，3114，3202，3229，3420，3489，3523

痓(9)： 630，1466，1485，1493，1561，2305，3100，3504，3619（另見″風痓″）

痋(1)： 2284

痎瘧(3)： 1611，2505，3659

痒(10)： 586，1105，1420，1438，1927，2288，2454，2986，3075，3147

産(8)： 1948，2128，2249，2251，2499，3500，3593，3655

商陸(2)： 2859，3210

【丶丨】

情(1)： 43

悸(3)： 1189，1326，3056（另見"驚悸"）

【丶丶】

羚羊角(2)： 1878，2605

淋(2)： 1177，1622（另見"石淋"）

淋露(1)： 653

淋瀝(2)： 2164，2240

[涑]（見"顆涑"）

淮木(2)： 218，1256

淫(2)： 1043，2668（另見"浸淫"）

淫羊藿(2)： 1825，2174

淫淫(2)：2445，3208

涼(1)：52

液(1)：1665（另見"雲液"）

淤(1)：2297

淚(11)：388，486，792，1043，1145，1446，2064，2168，2711，3369，3474

[渠]（見"貫渠"）

梁(1)：3027

[寄]（見"桑上寄生"）

寄屑(1)：1409

宿(2)：3040，3128（另見"東方宿"）

【丶乛】

視(2)：44，2739

【乛一】

閉(9)：333，1177，2123，2297，2576，2667，2976，3551，3619（另見"血閉"、"癃閉"）

閉塞(1)：3350

張(6)：333，2141，3020，3212，3348，3585（另見″臚張″）

強(32)：301，510，652，704，738，747，849，963，1074，1172，1402，1419，1500，1569，1603，1645，1679，1693，1706，2037，2179，2191，2278，2408，2525，2556，2570，2599，2691，3014，3068，3634

【乛丿】

[婢]（見″腐婢″）

婦(15)：897，916，966，1005，1105，1298，1506，1919，2071，2263，2305，2321，2499，3619，3633（另見″鼠婦″）

【乛丶】

通(37)：107，279，318，378，391，453，476，828，906，1100，1204，1268，1276，1335，1408，1458，1463，1476，1526，1622，1664，1735，2008，2029，2118，2229，2257，2272，2421，2486，2527，2814，2944，3070，3350，3494，3627（另見″旁通″）

通艸(2)：1815，2085

通利(5)：848，1552，2089，2719，3043

[參]（見″人參″、″元參″、″丹參″、″水參″、″地參″、″沙參″、″苦參″、″紫參″）

【一一】

[陸]（見"馬陸"、"連蟲陸"、"商陸"）

陸英(2)：2873，3310

[陵]（見"邱陵"）

陵游(1)：721

陵蠡(1)：2699

陳(2)：57，2773（另見"因陳"、"推陳致新"）

陰(35)：32，54，738，778，881，916，963，1074，1105，1250，1353，1420，1438，1692，2044，2056，2168，2240，2263，2391，2404，2533，2555，2574，2608，2638，2681，2685，3141，3164，3174，3418，3440，3510，3659（另見"牡狗陰莖"）

陰痿(9)：417，746，1105，1618，1970，2176，2598，2689，3313

陰蝕(14)：122，324，363，435，1023，1259，1375，1611，1919，2638，2651，2673，3222，3299

細辛(2)：168，723

細草(1)：710

十二畫

【一丨】

款(1)： 1846

款冬花(1)： 2332

項(1)： 3634

[賁]（見"麻賁"）

賁肫(1)： 108

賁豚(3)： 630，3486，3655

[越]（見"違越"）

堤(1)： 627

煮(4)： 61，2072，2639，2760

散(7)： 60，74，2314，2445，3107，3136，3332

[戟]（見"大戟"、"巴戟天"）

黄(3)： 177，433，1536（另見"大豆黄卷"、"大黄"、"大黄蜂子"、"牛黄"、"石流黄"、"乾地黄"、"麻黄"、"雄黄"、"蒲黄"、"雌黄"）

黃芩(2)：1826，2182

黃芝(1)：856

黃食石(1)：1915

黃耆(2)：185，945

黃疸(9)：110，435，1058，1134，1352，2059，2184，2240，3375

黃連(2)：182，909

黃環(2)：2889，3448

[葙]（見"青葙子"）

惑(1)：2284

葽繞(1)：709

[葳]（見"紫葳"）

[蓋]（見"鬼蓋"、"棃蓋"）

葉(7)：707，1671，1724，2110，2401，3378，3431（另見"竹葉"、"枝葉"、"桐葉"）

葛根(1)：3215

萬歲(1)： 885

[葛]（見"白葛"、"野葛"）

葛根(2)： 1810，2041

葛穀(1)： 2046

葡萄(2)： 260，1674

葱苒(1)： 3096

葱實(2)： 1905，2790

[蒂]（見"瓜蒂"）

落(1)： 1804（另見"鐵落"）

落首(1)： 2317

萱(1)： 175

萹(1)： 2875

萹蓄(2)： 2861，3227

[葵]（見"冬葵子"、"地葵"、"防葵"）

棟(1)： 2882

[椒]（見″家椒″、″蔓椒″）

析(1)： 175（另見″蔑析″）

析蓂子(1)： 790

極(2)： 1514，2399

[棘]（見″牛棘″、″白棘″）

棘菀(1)： 708

棘鍼(1)： 2517

[棗]（見″大棗″、″蜀棗″、″酸棗″、″龍棗″）

軹(1)： 3277

軼(1)： 2698

粟(1)： 81

粟米(2)： 1902，2768

腎氣(4)： 827，2129，2770，3438

【一丿】

[碮]（見″羽碮″）

雁肪(1)： 1550

雁啄實(1)： 1712

厥(2)： 2006，3480

[雄]（見"天雄"、"丹雄雞"）

雄黃(2)： 1794，1908

尰(1)： 524

【一、】

雲母(2)： 130，282

雲沙(1)： 295

雲英(1)： 293

雲珠(1)： 291

雲華(1)： 292

雲液(1)： 294

雲實(2)： 211，1192

【一㇖】

搔(14)：435，1284，2235，2369，2925，2981，2986，3075，3093，3147，3202，3220，3229，3404

【丨一】

紫丹(1)：2230

紫石英(2)：143，423

紫艸(2)：1831，2224

紫芙(1)：2231

紫芝(2)：177，866

紫菀(2)：1830，2218

紫參(2)：1835，2254

紫葳(2)：1866，2497

虛(15)：71，120，660，953，1179，1258，1523，1577，1716，2053，2209，2400，2417，2533，3461

虛勞(1)：737

【丨丶】

[掌]（見"虎掌"）

【丨乛】

暑(2)： 306，408

景天(2)： 203，1123

喎僻(2)： 2655，2698

喘(6)： 1472，1630，1946，2334，3317，3341

喉(4)： 923，2724，3020，3341

喉痹(5)： 934，1264，2334，3106，3655

喉痺(2)： 114，2164

[喙]（見"烏喙"）

啼(2)： 2661，2677

單(1)： 36（另見"龍子單衣"）

跌(5)： 461，531，594，1003，1023

蛣蜣(1)： 3587

蛭(1)： 2787（另見"水蛭"）

蛞蝓(1)： 2696

[蛤]（見"文蛤"、"海蛤"、"魁蛤"、"蠣蛤"）

黑(12)：177，433，596，766，1081，1540，2403，2679，2753，2928，2980，3376

黑芝(1)：823

【丿一】

無(22)：5，12，53，428，639，897，972，973，1358，1506，1969，2352，2361，2405，2547，2673，2711，2725，2742，3553，3632，3649

無姑(1)：2448

黍(1)：81

黍米(2)：1903，2777

棃蓋(1)：608

短(3)：622，3313，3341

智(1)：817（另見"益智"）

等(2)：433，1385

筋(11)：301，531，594，672，897，1023，1498，2412，2698，2757，3027

筋根華(1)：1089

筋骨(15)： 325，521，747，872，1004，1230，1305，1360，1379，1418，1676，1920，2107，3014，3441

【丿丨】

傅(2)： 3423，3432

傅致膠(1)： 1518

傍(1)： 2324

焦(3)： 923，1326，1946

衆(1)： 1566（另見″貫衆″）

【丿丿】

復(1)： 1940

[須]（見″虎須″、″相須″）

須丸(1)： 2958

【丿丶】

[鉅]（見″卬鉅″）

鈆(1)： 383

鈎吻(3)：2617，2842，3098

飲(14)：88，111，334，613，1960，2072，2761，3040，3049，3107，3128，3197，3235，3348

禽(2)：3005，3518

創(59)：90，117，324，435，947，1013，1023，1108，1125，1284，1297，1353，1375，1910，1926，1976，1991，2018，2071，2186，2235，2278，2321，2346，2357，2369，2382，2439，2573，2685，2802，2925，2933，2986，3075，3093，3114，3135，3164，3202，3235，3274，3282，3299，3306，3322，3330，3379，3418，3423，3432，3463，3492，3510，3558，3598，3607，3612，3626（另見"金創"）

爲(8)：3，10，16，85，280，369，1276，1940

【丿乛】

脾(3)：1662，2088，2771

脾氣(1)：859

勝(2)：1912，2289（另見"巨勝"）

猳豬屎(1)：2511

【丶一】

[就]（見"大就"）

[童]（見″宛童″）

童子(1)： 1280

瘖(3)： 2651，2717，3124

痙(6)： 363，545，1472，1546，2164，2342

痢(1)： 399

痛(101)： 114，324，363，387，459，486，570，630，641，725，786，792，881，897，911，914，916，948，961，973，1043，1105，1144，1198，1209，1239，1250，1299，1326，1372，1389，1402，1415，1446，1505，1507，1514，1565，1583，1621，1630，1642，1702，1946，1953，1969，1993，2033，2077，2095，2100，2135，2141，2176，2191，2240，2263，2264，2278，2305，2306，2365，2374，2404，2427，2464，2515，2516，2576，2630，2638，2655，2666，2673，2685，2711，2750，2757，2763，2962，2994，3012，3020，3027，3056，3060，3106，3137，3141，3157，3170，3180，3208，3243，3295，3313，3361，3474，3480，3564，3659（另見″歷節痛″）

【丶丶】

善(2)： 2334，3286

曾青(2)： 139，385

[遂]（見″甘遂″）

勞(9)：119，959，1072，1505，1514，1728，2209，2272，2399（另見"虛勞"）

湊理(2)：2432，3494

減(1)：2679

湯(8)：65，535，587，2378，2415，2794，3324，3460

渴(3)：307，2416，3384（另見"消渴"）

溲疏(2)：2890，3455

[游]（見"陵游"）

寒(178)：86，87，271，306，323，332，342，351，362，374，386，398，408，417，427，472，494，530，545，570，602，630，638，671，680，681，754，763，785，786，888，897，910，1012，1030，1049，1057，1058，1114，1153，1176，1211，1226，1227，1239，1246，1294，1302，1351，1364，1378，1389，1436，1497，1541，1635，1641，1682，1731，1745，1752，1764，1783，1909，1934，1945，1952，1958，1996，2005，2006，2033，2051，2058，2106，2117，2127，2135，2146，2175，2191，2197，2208，2225，2239，2255，2263，2278，2287，2296，2304，2312，2327，2341，2356，2365，2368，2373，2389，2398，2438，2452，2467，2468，2479，2492，2498，2514，2533，2537，2588，2606，2615，2629，2654，2660，2697，2702，2715，2722，2725，2728，2769，2783，2939，2947，2955，2969，2991，2994，3000，3012，3038，3048，3059，3074，3092，3112，3118，3127，3146，3169，3173，3183，3193，3201，3219，3259，3281，3289，3298，3305，3311，3313，3317，3321，3329，3361，3374，

3387，3408，3417，3428，3456，3473，3479，3492，3508，3515，3532，3557，3570，3584，3592，3611，3649，3655，3662（另見"傷寒"）

寒熱(107)：20，52，103，284，324，344，354，363，399，520，536，613，661，714，755，881，961，980，1050，1084，1134，1155，1250，1326，1345，1379，1493，1498，1539，1600，1630，1746，1757，1910，1946，1968，1982，2071，2082，2088，2098，2106，2128，2135，2168，2211，2220，2256，2284，2298，2334，2342，2352，2361，2382，2402，2404，2429，2455，2464，2490，2500，2569，2631，2643，2650，2661，2673，2685，2711，2718，2723，2729，2795，2933，2976，3001，3020，3027，3039，3049，3086，3113，3119，3124，3178，3197，3235，3241，3274，3290，3306，3330，3347，3451，3463，3486，3504，3516，3523，3558，3581，3585，3612，3619，3649，3659

寓木(1)：1410

寐(4)：655，1489，2612，2618

【丶乛】

補(57)：14，426，437，442，475，495，558，660，662，698，737，749，756，764，794，816，837，953，960，1001，1059，1073，1117，1156，1179，1229，1266，1297，1359，1416，1427，1506，1523，1564，1577，1592，1649，1665，1703，1717，1740，1971，2053，2062，2129，2143，2151，2210，2227，2400，2417，2578，2693，2779，2793，3087，3469

【乛一】

開(4)：474，501，2432，3350

閒(10)：125，417，714，886，1250，1379，3077，3086，3312，3482

［犀］(見"爵犀")

犀角(2)：1879，2614

【乛丨】

［疏］(見"溲疏")

【乛丿】

媚(3)：1081，1280，2742

【乛丶】

發(4)：2078，2284，3119，3179

【乛乛】

貫渠(1)：3187

貫衆(2)：2855，3182

貫節(1)：3186

［絮］(見"柳絮")

陽(4)：32，1353，2362，2404(另見"昌陽")

陽起石(2)： 1801，1964

結(38)： 334，345，594，613，622，814，1023，1134，1197，1264，1326，1345，1352，1470，1472，1967，1976，1982，2059，2118，2220，2314，2383，2455，2655，2703，3027，3049，3084，3119，3124，3136，3274，3332，3348，3404，3574，3581（另見"膀光熱結"、"癥結"）

絡(1)： 622

絡石(2)： 183，921

絕(17)： 428，531，557，622，715，881，1297，1359，1505，1593，2054，2071，2176，2399，2555，2952，3468

[絲]（見"兔絲子"）

十三畫

【一一】

魂(3)：838，1329，2525

魂常(1)：2712

魂魄(3)：274，302，497

【一丨】

填(4)：533，1361，1720，2579

勢(1)：78

聘(1)：1276

斟酌(1)：13

[靳]（見"水靳"）

蓍實(2)：176，802

[幕]（見"白幕"）

夢(2)：655，1489

[蒿]（見"白蒿"、"艸蒿"、"青蒿"、"馬先蒿"、"馬尿蒿"、"蔞蒿"）

蒺藜子(2)： 184，931

蓄(1)： 334（另見″萹蓄″）

[蒲]（見″昌蒲″、″香蒲″、″烏蒲″）

蒲黃(2)： 188，978

[蒙]（見″牡蒙″）

[蓂]（見″析蓂子″、″鼠蓂″）

蒸(1)： 1627

[椹]（見″地椹″、″盛椹″）

楝實(1)： 3386

楊柳(1)： 2662

[槐]（見″水槐″）

槐實(2)： 222，1293

[楡]（見″地楡″、″零楡″）

楡皮(2)： 226，1333

㓞(8)： 570，1702，2191，2365，2757，2994，3313，3480（另見″牛㓞″）

惡(73)：117，277，324，435，486，775，903，933，973，1013，1023，1108，1125，1170，1177，1284，1438，1481，1633，1910，1911，1919，1926，1976，1991，2018，2033，2071，2087，2186，2278，2307，2357，2369，2412，2565，2569，2573，2574，2589，2609，2610，2651，2665，2753，2812，2925，2957，2998，3075，3093，3114，3164，3202，3208，3235，3251，3260，3268，3274，3282，3284，3306，3352，3418，3492，3551，3558，3598，3607，3612，3643，3651（另見"中惡"、"相惡"）

惡疢(1)：2929

【一丶】

雷(1)：3655

雷丸(2)：2885，3407

[零]（見"蜚零"）

零榆(1)：1341

【一乛】

搗(1)：3432

搖(2)：594，3299

【丨一】

[督]（見"鬼督郵"）

歲(2)： 27，2047（另見"百歲城中木"、"萬歲"）

【丨丶】

當(1)： 2562

當道(1)： 646

當歸(2)： 1813，2068

【丨乛】

睢(1)： 996

賊(1)： 3518（另見"烏賊魚骨"）

賊風(5)： 1189，2698，2956，3164，3208

遏(1)： 14

嗜(2)： 2108，3674

鳴(1)： 3655

蛸(1)： 253（另見"桑蜱蛸"）

蜂(1)： 1165（另見"土蜂子"、"大黃蜂子"、"露蜂房"）

蜂子(2)： 249，1573（另見"土蜂子"、"大黃蜂子"）

蜂腸(1)： 2646

[蜣]（見"蛣蜣"）

蜣蜋(2)： 2910，3583

[蜕]（見"蛇蜕"）

過(1)： 78

署豫(2)： 163，657

蜀羊泉(2)： 1852，2367

蜀茮(2)： 2879，3357

蜀桼(1)： 2495

蜀漆(2)： 2846，3122

【丿一】

節(14)： 318，725，973，1063，1603，1953，2135，2278，2321，2445，3012，3077，3361，3479（另見"貫節"、"歷節痛"、"關節"）

節華(1)： 491

【丿丨】

傷(31)：6，119，123，557，572，622，715，911，923，959，1002，1072，1297，1359，1446，1593，1728，1976，1982，2054，2176，2209，2305，2711，2986，3027，3164，3439，3468，3474，3626

傷中(12)：531，622，659，697，734，1505，1577，1618，1716，2399，2555，2597

傷寒(13)：102，1000，1539，1600，2077，2164，2464，2795，3020，3119，3194，3347，3388

鼠(3)：1881，2657，3518（另見"天鼠屎"、"鸓鼠"）

鼠李(2)：2891，3462

鼠沄(1)：2633

鼠姑(1)：2348

鼠婦(2)：2913，3617

鼠蓂(1)：2386

鼠瘻(13)：952，1189，1601，1910，1982，2382，2933，3114，3235，3274，3330，3558，3612

[皃]（見"桃皃"）

魁蛤(1)：1631

【丿丿】

微(47)：271，416，494，579，671，745，785，791，946，958，999，1049，1140，1153，1176，1245，1378，1497，1520，1590，1945，1965，2127，2304，2320，2368，2467，2498，2664，2672，2684，2715，2769，2808，2939，2979，3055，3112，3146，3173，3183，3298，3305，3321，3515，3625，3646

【丿丶】

鉛丹(2)：2822，2938

愈(2)：22，77

亂(1)：73（另見"霍亂"）

飼(2)：3424，3433

飽(2)：100，622

[飴]（見"石飴"）

【丿乛】

腰(6)：1402，1505，1702，2191，2278，2374

腸(21)：603，613，740，1050，1258，1352，1534，2344，2361，2630，2643，2787，2952，3020，3041，3056，3197，3291，3295，3489，3523（另見"羊腸"、"鹿腸"、"蜂腸"、"腐腸"）

腸澼(6)： 106，913，1194，2025，2184，3093

腸癖(1)： 435

腫(57)： 90，105，117，435，462，486，916，923，1105，1144，1189，1402，1586，1636，1765，2061，2120，2149，2168，2240，2263，2314，2316，2321，2515，2533，2573，2630，2638，2655，2673，2759，2766，2784，2798，3020，3100，3128，3135，3141，3164，3170，3174，3213，3274，3313，3333，3341，3394，3397，3403，3475，3492，3493，3510，3595，3663

腹(61)： 95，98，105，425，612，622，786，858，914，980，1050，1084，1177，1250，1345，1372，1444，1470，1498，1514，1561，1583，1660，1770，1946，1959，1969，2059，2095，2128，2141，2197，2226，2256，2263，2315，2321，2515，2538，2561，2650，2685，2689，2729，2933，2957，3056，3107，3124，3128，3174，3178，3184，3295，3299，3348，3394，3564，3585，3606，3679

腳(2)： 3313，3333

解(11)： 465，525，889，1218，1565，1998，2045，2506，3253，3574，3597

解錫(1)： 2950

解離(1)： 2330

解蠡(1)： 677

【丶一】

[廉]（見"三廉"、"飛廉"、"蜚廉"）

痱(1)：3164

痹(23)：509，532，537，570，735，793，897，973，1106，1250，1379，2043，2297，2430，2464，2479，2665，2724，3060，3208，3212，3312，3467（另見"周痹"、"胃痹"、"風痹"、"喉痹"、"溼痹"）

痿(3)：570，2221，3027（另見"陰痿"）

痺(2)：2096，2106（另見"喉痺"）

瘀(2)：2665，2723

瘀血(13)：786，983，1031，1982，2211，2344，2384，2576，2711，2716，3039，3551，3640

痰(2)：3119，3348

意(1)：849

新(1)：57（另見"地新"、"推陳致新"）

【丶丨】

慎火(1)：1130

【丶丿】

煩(17)： 399，973，1052，1125，1326，1630，1954，1959，1998，2052，2164，2199，2246，2748，2779，2970，3388

【丶丶】

煎(3)： 63，549，3003

道(4)： 801，944，3130，3351（另見"水道"、"當道"）

慈石(2)： 1799，1951

溼(17)： 91，509，570，1058，1105，1134，1177，1420，1438，1953，2033，2106，2135，2191，2278，2430，2994

溼痹(39)： 419，472，486，545，643，672，681，725，763，786，1013，1189，1227，1239，1246，1317，1345，1364，1541，1611，1636，1676，1702，2025，2197，2240，2352，2365，2385，2468，2492，2757，3000，3012，3180，3334，3361，3479，3492

滑石(2)： 136，350

溫(117)： 52，314，416，424，430，471，544，579，651，658，696，724，745，774，867，879，896，900，922，932，946，958，971，999，1022，1069，1078，1140，1142，1169，1193，1220，1238，1245，1263，1272，1283，1357，1371，1388，1443，1452，1462，1480，1520，1524，1590，1918，1965，1975，1981，2021，2023，2032，2069，2076，2167，2219，2262，2320，2333，2360，

2381，2424，2425，2445，2463，2476，2478，2491，2568，2584，2664，2672，2684，2778，2781，2782，2791，2800，2808，2924，2975，2979，2990，2992，2997，3011，3026，3055，3083，3099，3158，3177，3207，3240，3249，3340，3346，3358，3360，3368，3388，3402，3466，3478，3484，3491，3543，3546，3605，3618，3625，3631，3646，3654，3678

溫瘧(16)：103，604，1170，1483，1600，2071，2077，2284，2327，3119，3140，3194，3208，3241，3269，3347

滌(1)：334（另見"蕩滌"）

溢(1)：2412

溺(4)：603，1535，2059，3459

塗(1)：2759

[塞]（見"閉塞"）

【乛一】

辟(14)：651，903，1096，1220，1481，1528，2565，2589，2610，2810，2812，3251，3270，3307

【乛丨】

違越(1)：67

【乛乛】

十四畫

【一一】

熬(3)： 2644，3524，3588

【一丨】

[臺]（見″重臺″）

壽(4)： 368，1214，1234，1242

遠志(2)： 166，695

聚(3)： 1345，2383，3348（另見″積聚″）

蔓(1)： 2894

蔓荊實(2)： 231，1377

蔓椒(1)： 3477

蔑析(1)： 798

蓬(1)： 261

蓬虆(1)： 1688

[蔚]（見″充蔚子″）

蓼(1)： 2786（另見"野蓼"）

蓼實(2)： 1904，2780

[皶]（見"酒皶"）

皶鼻(1)： 2439

[輔]（見"地輔"）

輕(134)： 7，290，327，339，348，357，381，394，402，410，421，431，440，454，468，480，489，503，514，527，540，551，565，575，584，599，607，616，624，632，645，666，675，688，706，720，729，741，758，769，780，788，797，810，820，831，841，853，863，875，883，893，925，938，968，975，985，995，1016，1036，1046，1065，1088，1098，1110，1120，1128，1136，1149，1172，1180，1203，1213，1241，1252，1269，1278，1288，1306，1322，1339，1348，1368，1384，1393，1408，1422，1433，1448，1475，1501，1510，1517，1555，1569，1584，1613，1653，1670，1684，1697，1709，1722，1736，1750，1761，1779，1788，1914，1930，2037，2109，2201，2292，2395，2408，2422，2460，2473，2483，2494，2510，2526，2549，2593，2619，2694，2788，2803，2815，3015，3066，3335，3365（另見"飛輕"）

酸(28)： 51，323，362，386，569，835，1022，1063，1069，1246，1344，1345，1514，1689，1918，1953，2245，2284，2298，2365，2489，2498，2711，2746，3313，3393，3467，3618

酸棗(2)： 227，1343

酸醬(2)：1834，2244

【一丿】

厭(5)：1489，1784，2523，2612，2618

臧(9)：71，2345，2365，2458，2521，2545，3045，3086，3450（另見"子臧"）

【一丶】

爾(1)：49

【一乛】

鳶尾(2)：2834，3030

【丨一】

雌(1)：1540

雌黃(2)：1796，1924

【丨丨】

蜚虻(2)：1895，2714

蜚零(1)：1587

蜚廉(2)： 1896，2721

【丨乛】

嘔吐(2)： 109，2043

鳴(6)： 1050，2315，2361，3020，3056，3341

蜥易(1)： 2707

[蜱]（見"桑蜱蛸"）

【丿一】

種(6)： 2，10，16，24，346，3522

[熏]（見"地熏"）

【丿丨】

[僊]（見"思僊"、"神僊"）

僞(1)： 57

鼻(3)： 848，2823，2951（另見"皶鼻"）

魄(2)： 851，1547（另見"魂魄"）

魅(3)： 277，1470，3450

【丿丿】

[銜]（見"人銜"、"蛇銜"、"薇銜"、"麋銜"）

【丿丶】

銅(6)： 369，383，395，1922，1939，1988

銅芸(1)： 976

銀(3)： 370，1922，1939（另見"水銀"）

餌(5)： 326，347，365，400，549

蝕(10)： 1353，1633，2186，2933，2981，3235，3282，3418，3489，3558（另見"陰蝕"）

蝕肮(1)： 1624

【丿乛】

[膜]（見"白膜"）

膈(1)： 93

膀光熱結(1)： 603

【丶一】

說(3)： 1775，2266，2392

裹(1)： 1536

槀本(2)： 1836，2261

膏(3)： 63，337，3413（另見"石膏"、"松膏"）

腐婢(2)： 2919，3657

腐腸(1)： 2187

瘈瘲(5)： 2342，2564，2643，3522，3585

瘧(4)： 1514，3124，3178，3341（另見"痎瘧"、"溫瘧"）

瘧疾(1)： 2561

瘍(19)： 435，1284，1498，1935，1991，2071，2186，2412，2439，2681，2785，2925，3093，3114，3202，3260，3295，3317，3389

[瘦]（見"羸瘦"）

瘕(9)： 1031，1051，1298，1453，2994，3533，3552，3640，3649（另見"症瘕"、"癥瘕"）

[適]（見"大適"）

竭(1)： 72

端緒(1)：126

【丶丿】

熒火(2)：2914，3624

【丶丶】

精(35)：277，287，316，355，581，618，775，838，871，964，1075，1117，1147，1170，1200，1417，1470，1473，1482，1619，1691，1705，1911，1999，2391，2643，2690，2957，3214，3235，3250，3371，3546，3647，3670（另見"天名精"、"狗精"、"鐵精"）

精光(3)：795，1045，2739

精神(7)：74，273，379，466，496，1274，1429

漬(2)：62，2515

漢(1)：3660

滿(22)：100，399，973，1052，1326，1583，1630，1954，1959，2022，2052，2199，2246，2283，2538，2561，2666，2748，3056，3084，3128，3170

漆(2)：1365，2656（另見"豺漆"、"乾漆"、"蜀漆"、"澤漆"）

漏下(15)：406，1127，1259，1353，1470，1522，1610，1966，2071，2168，2404，2569，2673，2957，3516

漏蘆(2)： 191，1011

察(3)： 69，829，1787

蜜(1)： 250（另見″石蜜″）

蜜蠟(1)： 1589

寤(2)： 655，1489

【乛一】

[閭]（見″奄閭子″）

閭茹(2)： 2868，3280

【乛丿】

頗(1)： 2192

【乛、】

熊脂(2)： 243，1496

【乛乛】

障(1)： 1220

障氣(1)： 2616

十五畫

【一一】

慧(3)： 701，807，817

[駝]（見"駱駝毛"）

【一丨】

髮(4)： 765，1405，2290，2480

髮髲(2)： 239，1461

[髲]（見"髮髲"）

增(12)：328，368，750，780，817，1214，1234，1395，1931，2485，2580，3365

熱(89)：86，87，333，352，399，547，572，594，786，911，923，1013，1023，1063，1115，1125，1134，1198，1286，1295，1352，1437，1438，1453，1470，1493，1546，1642，1938，1954；1959，1991，1997，2006，2043，2052，2080，2106，2164，2184，2235，2246，2272，2279，2283，2288，2327，2357，2369，2377，2390，2439，2469，2599，2655，2748，2771，2775，2779，2925，2932，2941，2970，3077，3107，3114，3119，3137，3147，3174，3184，3202，3221，3260，3261，3274，3285，3299，3306，3323，3376，3388，3410，3429，3457，3489，3512，3576，3626（另見"寒熱"、"膀光熱結"）

熱中(2)：1303，2147

穀(5)：1454，1784，3043，3130，3351（另見"葛穀"）

穀菜(1)：759

憂(3)：1326，2547，2742

蕘(1)：2856

蕘花(1)：3192

蕡(1)：264

蕤核(2)：237，1442

[蕺]（見"大蕺"）

[蕪]（見"薇蕪"、"蘼蕪"）

蕪荑(2)：1860，2442

蕩(2)：354，3349（另見"莨蕩子"）

蕩滌(2)：3041，3197

蕅實莖(2)：258，1647

樗雞(2)：1891，2687

樓(1)： 1811（另見"地樓"、"括樓根"）

[赭]（見"代赭"）

鞍(1)： 2235

醋醬(1)： 2252

【一丿】

鴈(1)： 247

豬(4)： 3423，3424，3432，3433（另見"猳豬屎"）

豬苓(2)： 1867，2503

【丨一】

劇艸(1)： 2112

膚(7)： 805，1043，1404，2169，2265，2668，2972（另見"皮膚"、"地膚子"）

膚青(2)： 1807，2016

【丨乛】

瞋怒(1)： 2532

瞑(1)：2737

暴(8)：54，509，594，1704，2235，2283，2288，3260

噉(1)：3545

噎(1)：3596

踒(1)：2994

踒折(1)：116

[蝠]（見"蝙蝠"）

蝭母(1)：2160

蝟皮(2)：1882，2636

蝓(1)：1892（另見"蛞蝓"）

[螂]（見"蜣螂"）

蝙蝠(1)：2743

蝦蟇(2)：2899，3507

蝦蟇藍(1)：1038

蝨(4)：1927，1936，3076，3325（另見"沙蝨"）

【丿一】

[箭]（見″赤箭″、″鬼箭″）

【丿丨】

[僵]（見″白僵蠶″）

[僻]（見″喎僻″）

【丿丿】

衛矛(2)：1871，2536

【丿丶】

餘(6)：406，1420，2059，2128，2321，2499（另見″太乙餘糧″、″禹餘糧″）

【丿乛】

[膠]（見″白膠″、″阿膠″、″鹿角膠″、″傅致膠″）

魯果能(1)：2204

【丶一】

諸(29)：363，451，509，594，786，889，1276，1472，1561，1563，1769，1927，2018，2043，2045，2071，2118，2184，2327，2334，3032，3094，3159，3180，3184，3208，3312，3467，3545

調(1)：3044

熟(1)：55

摩(2)：3413，3635

瘨(10)：1438，1472，2643，2661，2940，3299，3485，3504，3522，3586

瘨癇(2)：113，1108

瘡(4)：630，1546，1633，3244

瘤(4)：90，118，2313，3274

[齊]（見"雞齊根"）

實(9)：34，1340，1385，1407，2250，2420，2882，3380，3442（另見"女貞實"、"枳實"、"柏實"、"枲耳實"、"莧實"、"梅實"、"葱實"、"雁啄實"、"雲實"、"蓍實"、"楝實"、"槐實"、"蔓荆實"、"蓼實"、"蒘實莖"、"營實"、"藍實"、"藥實根"、"雞頭實"、"蠡實"）

【丶丨】

懈(1)：2711

【丶丿】

熛(2)：2357，3260

【丶丶】

養(15)： 4，11，273，379，682，962，1274，1329，1429，1649，1662，2501，2770，3438，3670

潰(2)： 3381，3595（另見"方潰"）

潤澤(3)： 598，926，2170

【丶乛】

鴆(1)： 2617

【乛一】

熨(1)： 3213

【乛丨】

漿(1)： 923

【乛丶】

[豫]（見"署豫"）

【乛乛】

墮(7)： 573，1937，2122，2926，3499，3573，3614

練(1)： 3349

緩(9)： 897，1363，1541，1601，2191，3012，3027，3164，3492

樂(4)： 861，2741，3286，3295（另見"歡樂"）

十六畫

【一一】

駱駝毛(1)： 3505

螯(1)： 2948

【一丨】

熹(1)： 2741

螢(1)： 3601

[蓎]（見"蔮蓎"）

薤(2)： 1906，2799

燕(1)： 1880

燕屎(1)： 2621

[薑]（見"麥句薑"、"乾薑"）

薑石(1)： 1983

[蟇]（見"蝦蟇"、"蝦蟇藍"）

[薇]（見"白薇"、"牆薇"）

薇銜(2)： 210，1187

薇蕪(1)： 907

[薊]（見"山薊"）

[薢]（見"萆薢"）

薏苡仁(2)： 164，670

蔽薚(1)： 2449

頭(32)： 435，486，725，892，897，973，1144，1284，1389，1498，1529，1575，1921，1926，2033，2077，2168，2264，2369，2464，2472，3020，3093，3114，3220，3299，3330，3364，3369，3403，3493，3659（另見"白頭翁"、"百頭"、"烏頭"、"雞頭實"）

頭風(2)： 2240，2533

橫唐(1)： 3071

橘皮(1)： 1459

橘柚(2)： 238，1451

機(2)： 70，2191

賴(1)： 2439

[瓢]（見"雀瓢"）

翮(1)： 1543

橐吾(1)： 2335

【一丿】

[歷]（見"亭歷"）

歷節痛(2)： 1189，1246

【一丶】

霍亂(2)： 104，2361

【一乛】

頸(1)： 2313

【丨一】

齒(11)： 114，325，991，1380，1405，1471，2480，2571，3060，3397，3398（另見"齲齒"）

【丨乛】

[縣]（見"心縣"）

遺(2)： 1535，3459

[蝓]（見"蠮螉"）

[蹄]（見"六畜毛蹄甲"、"羊蹄"、"懸蹄"）

【丿一】

積(9)： 112，333，1154，2097，2650，2717，2729，3348，3649

積雪艸(2)： 1849，2355

積聚(38)： 21，345，354，392，464，536，613，934，1050，1498，1959，2000，2059，2083，2128，2256，2404，2631，2685，2724，2976，2994，3001，3013，3027，3033，3040，3049，3124，3129，3170，3196，3235，3241，3260，3444，3552，3607

【丿丿】

[衡]（見"杜衡"）

【丿丶】

錫(4)： 383，1939，2823，2951（另見"粉錫"、"解錫"）

【丿乛】

龜甲(2)： 252，1608

鮀魚甲(2)： 1890，2683

[䰲]（見"牛角䰲"）

獨活(2)： 160，628

【丶一】

瘻(3)： 118，1935，1976（另見"鼠瘻"）

瘰癧(5)： 2382，3274，3295，3330，3463

瘲(1)： 3159（另見"瘈瘲"）

瘳(3)： 463，1023，2278

癃(11)： 640，825，1463，1746，2118，2625，2703，3486，3564，3571，3619（另見"石癃"）

癃閉(2)： 352，2272

[龍]（見"石龍子"、"石龍芮"、"石龍芻"）

龍子衣(1)： 3526

龍子單衣(1)： 3528

龍芝(1)： 843

龍豆(1)：1008

龍沙(1)：2084

龍尾(1)：3560

龍珠(1)：1185

龍骨(2)：240，1468

龍眼(2)：1869，2519

龍棗(1)：2323

龍膽(2)：167，712

龍鬚(1)：1183

【丶丿】

燒(3)：1959，2657，3566

營實(2)：192，1021

【丶丶】

凝水石(2)：1800，1957

澤(93)：403，483，492，542，567，591，647，678，694，772，801，894，908，944，977，987，997，1040，1047，1067，1091，1102，1122，1151，1191，1255，1300，1311，1319，1349，1495，1549，1558，1579，1607，1615，1639，1646，1657，1673，1699，1713，1725，1772，1775，1781，1994，2206，2253，2294，2302，2318，2324，2354，2387，2396，2461，2566，2652，2658，2670，2674，2682，2686，2700，2713，2726，2734，2767，2789，2806，2817，2945，2973，2983，2988，3053，3081，3161，3175，3226，3385，3513，3519，3555，3568，3578，3590，3603，3629，3637，3666，3676（另見″潤澤″）

澤漆(2)：2853，3172

澤蘭(2)：1844，2319

澤瀉(2)：165，679

澼(1)：352（另見″腸澼″）

【乛一】

選(1)：1790

【乛乛】

隨(3)：66，92，442

十七畫

【一一】

［環］（見″黃環″）

【一丨】

戴糝(1)：955

螯(3)：890，3159，3680

聲(1)：478

聰(16)：665，686，702，770，807，829，993，1017，1119，1181，1232，1320，1707，1787，2036，2525

［藍］（見″蝦蟇藍″）

藍實(2)：179，887

藏(36)：272，286，300，317，333，442，475，495，520，682，716，737，748，763，786，794，881，962，990，1227，1285，1315，1347，1352，1362，1389，1428，1498，1562，1690，1729，1746，1784，2222，3178，3349（另見″子藏″）

藋菌(2)：2850，3155

藋蘆(1)：3160

藎艸(2)： 2874，3315

鞠華(1)： 484

艱難(1)： 2376

檀桓(1)： 1354

擊(2)： 630，3164

臨(1)： 309

【一丿】

翳(3)： 2010，2121，3564（另見"青翳"）

磷石(1)： 296

【丨乛】

顆涷(1)： 2336

[螬]（見"蠐螬"）

螵(1)： 253

[螻]（見"天螻"）

螻蛄(2)： 2911，3591

螷蟲(2)：1897，2727

還(3)：1467，1940，2942

【丿丶】

鍊(8)：326，337，347，365，400，1913，1928，2942

[鹹]（見"蕀鹹"）

[斂]（見"白斂"）

爵李(1)：3399

爵牀(2)：1853，2372

爵犀(1)：3254

【丿乛】

膿(9)：435，948，1470，1591，2321，2515，2766，3284，3382

膽(4)：257，1640，2581，2603（另見"石膽"、"地膽"、"龍膽"）

鮦魚(1)：1638

[鮮]（見"白鮮"）

【丶一】

麋銜(1)： 1190

應(4)： 4，11，17，26

麋脂(2)： 2896，3490

療(14)： 68，80，86，87，767，1373，1465，2309，2346，2370，3151，3244，3326，3384

癇(1)： 363

癎(8)： 604，630，1465，1485，1546，2327，3523，3619（另見″瘨癎″、″驚癎″）

[甕]（見″雀甕″）

【丶丶】

[糝]（見″戴糝″）

濕(1)： 791

澀(1)： 713

【乛一】

檗木(2)： 228，1350

【乛丨】

檣麻(1)：1026

檣薇(1)：1025

【乛丶】

[翼]（見"伏翼"）

【乛乛】

縮(2)：2698，3486

十八畫及以上

【一丨】

鬚(2)： 1406，2290（另見″龍鬚″）

[翹]（見″連翹″、″異翹″）

翹根(2)： 1855，2388

[鹽]（見″大鹽″、″戎鹽″、″鹵鹽″）

鞠(1)： 147

[藿]（見″白兔藿″、″鹿藿″、″淫羊藿″）

[蘆]（見″兔蘆″、″漏蘆″、″萑蘆″、″藜蘆″）

藟(1)： 261

[虆]（見″蓬虆″）

薑(1)： 1165

蘿(1)： 1870（另見″女蘿″）

蘭(1)： 200（另見″木蘭″、″林蘭″、″虎蘭″、″野蘭″、″澤蘭″）

蘭草(1)： 1092

蘭華(1)： 3276

蘭根(1)： 2215

藥(20)： 2，10，16，28，32，51，59，66，75，86，87，88，90，91，94，96，1276，1567，1668，2582（另見"芍藥"、"毒藥"）

藥實根(2)： 2892，3465

[藜]（見"蒺藜子"）

藜灰(1)： 2982

藜蘆(2)： 2841，3091

[孽]（見"孔公孽"、"殷孽"）

[蘇]（見"水蘇"、"假蘇"）

[蘘]（見"青蘘"）

藙(1)： 2435

蘼蕪(2)： 181，899

蘵(1)： 2066

[藻]（見"海藻"）

［藭］（見"芎藭"）

［歡］（見"合歡"）

歡樂(1)： 2547

驚(10)： 113，604，902，1154，1326，1600，1666，1946，2564，3056

驚悸(7)： 498，1314，2464，2590，2632，3084，3317

驚癇(24)： 714，1189，1470，1472，1493，1561，2334，2342，2361，2561，2569，2643，2661，2677，2698，2940，3113，3139，3299，3485，3504，3522，3581，3585

難(9)： 79，352，681，934，1005，2164，2249，2564，3593（另見"艱難"）

［顛］（見"豚顛"）

顛勒(1)： 516

蠹(1)： 1548（另見"桃蠹"）

覆(1)： 1671（另見"旋覆花"）

覆盆(1)： 1698

【一丿】

魘(1)： 655

靨(1)：2221

【一丶】

[露]（見"淋露"）

露蜂房(2)：1883，2641

【一乛】

攝(1)：29

[蠶]（見"石蠶"、"白僵蠶"）

【丨一】

齗(1)：3397

齲齒(2)：2370，3397

鹹(38)：51，824，1012，1042，1599，1609，1617，1965，2373，2554，2584，2596，2606，2649，2654，2660，2664，2672，2676，2697，2702，2722，2728，2736，2769，3083，3156，3305，3368，3503，3521，3532，3550，3563，3570，3584，3592，3631

【丨乛】

瞿麥(2)：1818，2116

懸蹄(2)： 2563，3488

鼺鼠(2)： 2897，3498

獸(3)： 3005，3236，3518

蠮螉(2)： 2903，3538

躁舍(1)： 3582

[躅]（見"羊躑躅"）

[蠟]（見"蜜蠟"）

蟯蟲(1)： 3159

蠐螬(1)： 2669

蟪蛄(1)： 3599

[蠣]（見"牡蠣"）

蠣蛤(1)： 1606

[蟬]（見"柞蟬"、"卻蟬艸"）

[蟠]（見"負蟠"）

[躑]（見"羊躑躅"）

[蠐]（見"蠀蠐"）

蠐螬(2)：1887，2663

蟲(49)：123，451，511，676，905，1195，1486，1911，1927，2001，2011，2087，2369，2413，2434，2446，2465，2493，2540，2587，2616，2678，2787，2927，2949，3035，3060，3148，3159，3185，3230，3283，3300，3318，3325，3342，3354，3389，3405，3409，3421，3430，3523，3534，3545，3547，3564，3641，3680（另見"白蟲"、"長蟲"、"連蟲陸"、"蟅蟲"、"蟯蟲"）

蠱(6)：890，1220，2506，2565，2965，3353

蠱毒(42)：89，123，717，775，904，1095，1165，1170，1196，1484，1576，1767，2012，2018，2221，2610，2623，2643，2956，2971，3032，3093，3094，3101，3124，3170，3235，3250，3267，3274，3295，3341，3443，3450，3485，3504，3534，3544，3558，3581，3626，3680

髓(5)：437，1229，1361，1720，2577（另見"地髓"、"骨髓"）

體(5)：272，786，1389，2149，2750

[羈]（見"別羈"）

[羅]（見"松羅"）

【丿一】

鵠瀉(1)：693

【丿丨】

礜石(2)： 2821，2931

邊(1)： 2206

[歸]（見"乾歸"、"當歸"）

顖(1)： 1611

【丿丶】

鐵(4)： 369，383，1922，1992

鐵落(1)： 1989

鐵精(2)： 1804，1985

[鐘]（見"石鐘乳"）

鏡(2)： 2823，2951

鎔化(1)： 1940

雞(2)： 1540，1548（另見"丹雄雞"、"樗雞"）

雞子(1)： 1545

雞齊根(1)： 2048

雞頭實(2)：262，1700

【丿乛】

臚張(1)：786

臘(1)：250

[鯪]（見″石鯪″）

[鱴]（見″石鱴″）

鯉魚(2)：257，1640

蟹(2)：1885，2653

【丶一】

護羌使者(1)：635

麝香(2)：241，1479

瀝(1)：3479（另見″瘰癧″）

癲(1)：604

癥(12)：392，1051，2083，2343，2723，2994，3124，3129，3331，3510，3606，3619

癥結(1)： 934

癥瘕(28)： 112，399，406，881，966，1470，1611，1967，1982，2059，2314，2404，2500，2650，2673，2685，2717，2729，2952，2976，3033，3040，3049，3159，3196，3241，3348，3613

癭(4)： 118，2313，3274，3332

癭氣(1)： 3241

癬(1)： 2369

癖(4)： 111，345，3197，3348（另見"腸癖"）

癩(3)： 950，2439，2925

癮疹(1)： 586

癰(37)： 90，117，435，462，923，947，1002，1023，1189，1402，1586，2061，2120，2314，2321，2346，2357，2515，2573，2630，2759，2766，2785，2986，3135，3164，3213，3274，3295，3299，3341，3381，3403，3489，3492，3510，3595

[離]（見"解離"）

離母(1)： 781

顔(10)： 597，873，884，927，1275，1580，1776，2266，2484，3644

聾(8)：115，375，448，868，1533，1954，2300，3540

羸(7)：14，660，1179，1258，1577，1716，2209

羸瘦(10)：120，622，737，1072，1498，1505，1746，2399，2500，3178

【丶丿】

爛(3)：572，990，1982

【丶丶】

糯(1)：2406

[糧]（見"太乙餘糧"、"禹餘糧"）

[鼈]（見"地鼈"）

鼈甲(2)：1884，2648

瀝(3)：1420，2059，3012（另見"淋瀝"）

[瀉]（見"水瀉"、"澤瀉"、"鵲瀉"）

竅(16)：319，377，391，447，476，700，728，828，1381，1664，1977，2089，2228，2257，2719，3370

【乛一】

闕(1)： 2191

闕格(2)： 1463，2118

闕節(8)： 390，869，1024，1107，1265，2089，2198，3180

屬折(1)： 1009

躄(2)： 1373，2994

【乛丨】

[醬]（見"敗醬"、"酸醬"、"醋醬"）

【乛丶】

[鶩]（見"一名鶩肪"）

【乛乛】

[蠡]（見"陵蠡"、"解蠡"）

蠡魚(2)： 256，1634

蠡實(2)： 1817，2104

[繞]（見"蔞繞"）

續(7)： 557，715，1004，1360，1593，2054，3468（另見"草續斷"）

續毒(1)： 3237

續斷(2)： 190，998（另見"草續斷"）

欒華(2)： 2893，3472

攣(4)： 897，2698，2757，3486（另見"拘攣"、"風攣"）

變(2)： 125，310

[斷]（見"草續斷"、"續斷"）